栄養看護

専門病態栄養看護師ガイドブック

編集●日本病態栄養学会

南江堂

■編　集

日本病態栄養学会

■専門病態栄養看護師委員会（★委員長，＊編集担当）

井樋　涼子　　御幸病院看護部 部長
内山小津枝　　社会医療法人きつこう会多根総合病院看護部
濵田　康弘*　　徳島大学大学院医歯薬学研究部疾患治療栄養学分野 教授
真壁　　昇　　関西電力病院疾患栄養治療センター栄養管理室 室長
村上　啓雄★　　ぎふ綜合健診センター 所長／岐阜大学 名誉教授
矢吹　浩子*　　明和病院看護部 顧問／医療マネジメントセンター
和田　啓子　　三重大学医学部附属病院栄養診療部 副部長

■執筆者（執筆順）

矢吹　浩子　　明和病院看護部 顧問／医療マネジメントセンター
村上　啓雄　　ぎふ綜合健診センター 所長／岐阜大学 名誉教授
濵田　康弘　　徳島大学大学院医歯薬学研究部疾患治療栄養学分野 教授
石井　信二　　久留米大学医学部外科学講座小児外科部門 講師
田中　芳明　　久留米大学医学部外科学講座小児外科部門 教授／
　　　　　　　久留米大学病院医療安全管理部 部長
葛谷　雅文　　名古屋大学大学院医学系研究科地域在宅医療学・老年科学分野 教授
大村　健二　　上尾中央総合病院外科／栄養サポートセンター センター長
内橋　　恵　　順心リハビリテーション病院看護部 ［脳卒中リハビリテーション看護認定看護師］
伊東七奈子　　内田病院看護部 ［摂食・嚥下障害看護認定看護師］
板垣　卓美　　群馬パース大学看護実践教育センター認定看護師教育課程 専任教員
　　　　　　　［摂食・嚥下障害看護認定看護師］
森　知佐子　　明和病院看護部 ［皮膚・排泄ケア認定看護師］
末武　千香　　明和病院看護部 副部長 ［がん看護専門看護師，皮膚・排泄ケア認定看護師］
柏本佳奈子　　若草第一病院看護部 部長 ［診療看護師，救急認定看護師］
井樋　涼子　　御幸病院看護部 部長
福原　真美　　天理よろづ相談所病院看護部
山田　圭子　　武田病院看護部
安部　聡子　　昭和大学保健医療学部看護学科 准教授

序　文

　わが国の医療現場にチーム医療の重要性が認識され，今世紀に入ってその流れが一気に加速しました．特に栄養管理領域はその原動力となり，実践部隊である多職種メンバーによる「栄養サポートチーム（nutrition support team：NST）」結成の機運が全国的に高まることになりました．また，栄養管理の必要性が評価された証拠として平成18年度の診療報酬改定により「栄養管理実施加算」が，平成22年度には「栄養サポートチーム加算」が新設され現在に至っており，チームには医師，管理栄養士，薬剤師に加え看護師メンバーの在籍が必要です．

　チーム医療に望まれるものは，チームメンバーで一緒になって院内を闊歩することではありません．それぞれのチームメンバーが患者さんに直接向き合って，傾聴と思いを共感するところから始め，各職種なりの専門性を生かした診療提案をする．それをチームメンバー同士でお互いに敬意を払いながら共有し，最終的な診療方針の決定をしていくこと，また現場へできる限りの Quick Response で対応してフィードバックすることがチーム活動のあるべき姿です．

　日本病態栄養学会では，今までに NST 活動を担う各職種の専門性向上を支援するために「病態栄養専門医」，「病態栄養専門管理栄養士」，「NST コーディネーター」などの認定制度を整備するとともに，『病態栄養専門医テキスト』，『認定 NST ガイドブック』，『病態栄養専門管理栄養士のための病態栄養ガイドブック』などのテキストを刊行してきました．一方，日本看護協会の認定看護師制度のなかに分野がない栄養領域では，現在までその専門性を支援するための仕組みがわが国では存在しませんでした．

　NST チーム活動の質向上が求められるなかで，最も患者さんに接する時間が長い看護職にとって，わが国で初めての専門性支援の試みが「日本病態栄養学会認定専門病態栄養看護師」制度であります．今回，その認定に必要な知識を得るための教科書として『栄養看護―専門病態栄養看護師ガイドブック』の出版を実現することができました．よりよい栄養管理を実践するにあたっての「栄養看護」の概念，NST チーム活動のなかでの看護師の役割，専門病態栄養看護師制度の説明などに始まって，各種状態における栄養学的特徴，看護師の専門性と栄養看護などを網羅し，丁寧に書き下ろしたものです．

　本テキストが，すべての患者さんの日常診療で必須となる栄養管理の基礎を学ぶとともに，「栄養看護」を理解し，看護師の専門性を生かした NST 活動の質向上につながること，「専門病態栄養看護師」の認定資格取得の教科書として大いに活用されることを期待しています．ぜひご精読いただき，本書の内容について現場からの忌憚のないご意見をお寄せいただければ幸いです．

令和3年5月

ぎふ綜合健診センター所長・岐阜大学名誉教授
日本病態栄養学会理事・専門病態栄養看護師委員会委員長

村上　啓雄

COI（利益相反）について

　一般社団法人日本病態栄養学会においては，自らの社会的信頼を確保するために，本法人の社員（代議員）および学会が行う活動・事業に係わる COI（利益相反）を開示し，中立性と透明性を維持することで，社会への説明責任を果たすことを目的としている．

　以下に，『栄養看護　専門病態栄養看護師ガイドブック』執筆者の COI 関連事項を示す．

1）企業や営利を目的とした団体の役員，顧問職などへの就任
　　ぎふ綜合健診センター

2）エクイティ（株式，出資金，ストックオプション，受益権など）の保有の有無
　　本学会の定めた開示基準に該当するものはない．

3）企業や営利を目的とした団体からの特許権などの使用料
　　本学会の定めた開示基準に該当するものはない．

4）企業や営利を目的とした団体から，会議の出席（発表）に対し，研究者を拘束した時間・労力に対して支払われた日当（講演料など）
　　大塚製薬工場，第一三共，ツムラ

5）企業や営利を目的とした団体がパンフレットなどの執筆に対して支払った原稿料
　　本学会の定めた開示基準に該当するものはない．

6）企業や営利を目的とした団体が提供する研究費（治験，臨床研究費，受託研究，共同研究など）
　　本学会の定めた開示基準に該当するものはない．

7）企業や営利を目的とした団体が提供する寄付金
　　アステラス製薬，大日本住友製薬，小野薬品工業

8）企業や営利を目的とした団体が資金提供者となる寄附講座
　　本学会の定めた開示基準に該当するものはない．

9）その他，上記以外の旅費（学会参加など）や贈答品などの受領
　　本学会の定めた開示基準に該当するものはない．

目　次

Ⅰ章　専門病態栄養看護師とは

1　栄養看護

●矢吹　浩子

A　看護師の専門性

　日本看護協会は，これからの看護，看護職がどうあるべきかを「看護の将来ビジョン」として 2015 年に表明しました．そのなかで，専門職としての看護について改めて次のように述べています．

　「看護は，（中略）"疾病"をみる『医療』の視点だけではなく，生きていく営みである『生活』の視点をも持って"人"をみることにその専門職としての価値をおく」

　また，「看護職は，交代制勤務に就き，24 時間 365 日途切れることなく患者の傍らにいて，集中的な観察とそれに基づく医療的判断，実施により，患者のいのちをまもる．（中略）患者の最も近くにいて患者の状態を把握している看護職は，職種間をつなぎ，円滑で効率的な協働を促進する」とも述べています[1]．

　また，国際看護師協会（ICN）による「ICN 看護師の倫理綱領（2012 年版）」では，看護師の基本的責任として「健康の増進」「疾病の予防」「健康の回復」「苦痛の緩和」の 4 つがあげられており[2]，日本看護協会の「看護者の倫理綱領」にも，この 4 つは看護職の行動指針として明記されています．

　つまり，看護師の専門性は，"人"である患者の「医療」「生活」の両面を支え，集中的な観察とそれに基づく医学的判断，実施により患者のいのちをまもることであり，さらに職種間の円滑的効率的な協働を促進することといえます．そして，「健康増進」「疾病予防」「健康回復」「苦痛の緩和」の 4 つを指針にして活動することが基本だということです．

B　栄養管理における看護

　栄養管理は栄養状態の管理であり，そこにどのような看護が必要かということは，これまでに明確に提唱されたものがありません．しかし，ICN も日本看護協会も述べているように，看護師には看護師ならではの職能と医療における基本的な責任があります．本書は，それをもとに「栄養管理における看護」を「栄養看護（栄養障害看護）」として教示するものです．

　栄養看護の目標は，患者の栄養状態改善に向けた「安全で安楽な療養」と「生活の質の向上」です．具体的な看護の内容は次の 6 点です．

①集中的な観察と医学的根拠に基づく栄養状態の判断
②専門的な知識に基づく安全な栄養療法の実施
③必要な栄養量の投与，摂取障害要因の排除・改善
④患者の生活・価値観を注視した栄養療法の実施
⑤栄養療法に起因する安楽障害の発見と対応（改善）
⑥病態および栄養状態に関する患者の不安・悩みに対する相談と安心の提供

1 集中的な観察と医学的根拠に基づく栄養状態の判断

　看護師は24時間365日，交代勤務をしながら患者の状態を把握できることから，どの職種より最も早く患者の変化をキャッチできる立場にあります．しかし，ただ漫然と観察しているだけでは変化に気づくことはできないため，栄養状態を確認するための客観的指標を理解しておくことが必要です．体重の変化，顔貌，皮膚の状態，活動の状態，食欲，食事摂取量などをはじめとする栄養指標を意識的に観察し，さらにその状態を医学的根拠に基づいて判断していきます．何か異常に気づいたら，それが継続して観察されるように記録して引継ぎ，改善しているのか悪化しているのかを判断します．

　また，看護師は，入院中に新たに栄養管理を必要とする患者を抽出することに役割があります．交代により途切れることのない勤務によって，看護師は常に患者のあらゆる状態を観察し把握することができます．一時の観察でも異常は発見できますが，それがいつから・どのようにという細かい情報を得たり，悪化傾向か改善傾向かを時系列でみることができるのは，24時間観察することができる唯一の職種ならではの特長です．

2 専門的な知識に基づく安全な栄養療法の実施

　栄養療法を直接実施するのは，ほぼ看護師です．ところが，基礎教育課程で学ぶのは概要や技術で，「栄養管理法」は学びません．栄養関連の授業時間も学校ごとに差はありますが，おおむねわずか30〜60時間です．実施者として正確な技術を習得することは当然ですが，どんな栄養剤がなぜ必要かや，栄養剤投与による合併症や対策などについては，十分な教育を受けません．これらは，看護師資格取得後に仕事に従事しながら自身で学ぶしか方法がないわけです．経口摂取にしても，「食事介助」という看護技術は学びますが，その相手がどのような嚥下機能で，どのような栄養状態かを考えたうえでの食事介助は学びません．しかし，安全に栄養療法を実施するためには専門的な知識が必要です．

a 専門的な知識は看護師にどこまで必要か

　栄養学では，栄養素の働きから代謝まで，非常にミクロなレベルまで学ぶものがあります．栄養サポートチーム（nutrition support team：NST）として活躍する看護師は，チーム構成員の医師，薬剤師，管理栄養士らとともに議論できる詳細な知識を習得することが望ましいですが，「栄養看護」の視点で臨床の看護師に必要な専門的知識はそこまで詳細ではありません．栄養療法の実施において看護師に必要な知識は，どんな病態のときにどのような栄養管理がなぜ必要なのか，投与する栄養剤の特徴は何か，栄養剤投与による合併症とその予防は何か，感染リスクとその予防は何か，食事・栄養剤の吸収を阻害する要因とその予防は何か，というような内容です．

b 技術の習得

　実施においては，安全確保と感染対策を十分に備えた技術が必要です．万が一アクセスラインが使えない事態になると，患者の栄養療法は一時的にも行えない状況になります．看護師は正確なライン管理を行い，常に栄養投与が実施できる状況を整えておくことに役割があります．そのために静脈ライン管理，経腸ライン管理と，誤嚥をきたさない食事介助のための技術を根拠とともに習得しなければなりません．

3 必要な栄養量の投与，摂取障害要因の排除・改善

　栄養療法は患者の体重や身体侵襲の程度，活動量などから算出された必要エネルギー量と，病態を評価した必要たんぱく質量，さらに，病態に必要な栄養素量などを計算して，投与する栄養メニューを計画します．それを直接患者に投与するのが看護師の役割ですが，患者状態，アクセスラインの状況によっては計画された量を患者が摂取できないことがあります．それを最小限にするためには，摂取障害要因をアセスメントし排除することが必要です．常に患者の傍にいて患者を観察し，投与，摂取の状況を知っているのは看護師ですから，役割をよく理解して栄養管理業務を担わなければなりません．

　実際の投与における看護師の目標は，計画された栄養投与量を患者がすべて摂取できるようにすることです．

4 患者の生活・価値観を注視した栄養療法の実施

　看護師は基礎教育課程から，あらゆる場面で患者の意思や価値観を尊重して援助することを徹底して教育されます．また，入院生活の規則内で可能な限り患者の生活習慣を変えなくてもよいように環境を調整することも学びます．したがって，生活や価値観への配慮が必要な場面では，患者の生活状況を知り患者・家族と関係構築ができているという点からも看護師が中心的な働きを担うようにします．

　入院中の栄養療法では，リハビリテーション実施の有無をはじめとする患者の活動の状況を考慮して，投与時間や投与量などを調整します．いったん計画された投与量をどのように分けて投与するかは，看護師側が判断できることです．目標は患者の生活行動を妨げない栄養療法を行うことです．

　退院後の栄養療法では，目標は患者自身あるいは介護者が負担なく継続できることです．入院中から退院後の生活様式，介護体制などを包括的に考慮し，最も患者に適する栄養投与の方法を計画します．

　栄養療法においては，方法の選択の際に生活や価値観への配慮が最も必要になり，たとえば，代表的な場面に胃瘻造設の意思決定があります．患者・家族がどのように人生を送り，どのような生活をしたいと考えているかを理解し，医師によるインフォームド・コンセント（informed consent：IC）時にはできるだけ同席し，患者・家族が自分の意思を上手く伝えられない場合に助力します．胃瘻を造設した患者が栄養剤投与を自己管理できるのか，できない場合は誰が行うのか，その人はどのように支援できるのかなど，患者周辺の情報を引き出しながら患者と家族の意思決定を支援します．

　まさに，「看護の将来ビジョン」のなかで述べられている「"疾病"をみる『医療』の視点だけではなく，生きていく営みである『生活』の視点をも持って"人"をみる」の

実現です.

5 栄養療法に起因する安楽障害の発見と対応（改善）

　栄養療法時の安楽障害への対応は，ICN が看護師の基本的責任にあげ，日本看護協会が看護師の行動指針にしていることの1つである「苦痛の緩和」であり，看護師ならではの役割です.

　腹痛や嘔気などの身体症状，姿勢の保持による腰背部などの苦痛，あるいは投与時間や投与量に起因する不眠，胃瘻投与におけるカテーテル周囲の皮膚障害など，栄養剤投与に関連する安楽障害は少なくありません. 看護師にはこれらを早期に発見し，早期に対応し，安楽を回復させる役割があります. その際は，栄養剤を処方した医師，栄養改善を計画した NST などとスムーズに連携し，適切に情報を共有することが最善の対策につながります.

　安楽障害を早期に発見するためには，その栄養療法で生じる可能性がある安楽障害は何かという知識を持ち，それをきたしていないかどうかという視点で観察を続けることが必要です. また，引継ぎながら看護を継続する職種の特徴からも，観察したことを記録し，引継ぎ，その後の経過の観察を続けることが適切な対応につながります.

6 病態および栄養状態に関する患者の不安・悩みに対する相談と安心の提供

　患者は，自身の身体の些細な変化にも不安に感じたり，悩んだりします. しかし，不安や悩みを声に出せない患者は少なくありません. 看護師は患者との会話のなかから不安や悩みの有無を判断し，適切な話法でその内容を聞き出すスキルを身に付けることが必要です. 不安の対象が病態である場合，疾患に関することは医師に伝えて医師から説明が受けられるように調整します. 場合によっては医師からの説明の際に臨席することも必要です.

　栄養状態に不安を抱く一番の理由は体重減少をはじめとする痩せでしょう. 患者は100 g 単位の体重増減にも一喜一憂することが多く，患者に栄養評価内容と栄養管理の計画，さらには計画の根拠などをわかりやすく説明し，患者も栄養管理計画に一緒に参加していくことで栄養状態の改善につながるということを伝えます. やはりこれも患者・家族の傍らにいる看護師が役割として適任です.

■文　献
1）2025 年に向けた看護の挑戦　看護の将来ビジョン. <https://www.nurse.or.jp/home/about/vision/pdf/vision-4C.pdf>（2021 年 3 月 5 日閲覧）
2）ICN 看護師の倫理綱領. <https://www.nurse.or.jp/home/publication/pdf/rinri/icncodejapanese.pdf>（2021 年 4 月 30 日閲覧）

●矢吹　浩子

　「栄養管理における看護師の役割」は，栄養サポートチーム（nutrition support team：NST）が日本に導入されて以後，さまざまな場所で議論されてきました．NST による栄養管理は1960年代に米国で発祥して専従型で普及しましたが，日本で本格的に NST という名称で導入が始まったのは，その30年後の1998年からです．しかし，日本では当初から米国のような専属チームの形ではなく，本来業務との兼務によるチームでした．それから20年以上経った今でも兼務型チームであることに変わりはなく，構成員である看護師の役割はどこにも明確な定義がありません．

　理由の1つは，看護師の職能団体である日本看護協会の専門認定看護師制度に「栄養管理」に相当するものがないことがあります．

　日本看護協会が制定する専門認定看護師制度に「栄養管理」領域が必要であることについて，各方面の医師・看護師から声が上がりましたが，厚生労働省が特定行為研修制度の開始に向けて検討を始めた時期と重なったこともあり，認定領域に取り上げられることはありませんでした．栄養管理における看護師の役割は，結局，職能団体である日本看護協会でも，栄養管理関連学会でも明確な役割の定義はありません．

　日本看護協会の専門認定看護領域に「栄養管理」がないことによって，NST メンバーとして活動している看護師は，専門認定看護師と異なり，組織内でも"専門性を身に付けている看護師"とはあまり認識されません．それは，本来業務との兼務でチーム活動をする自身のモチベーションにも影響しています．また，栄養管理を担うリーダー看護師が育成されず，臨床現場の看護師の栄養管理への関心の薄れにもつながっています．

　栄養管理はいうまでもなく診療の基本を支える重要な"医療"です．患者の心身を24時間365日ケアする看護師が栄養管理で役割を果たせなければ，どんなに優れた栄養管理を行っても医療として完全とはいえません．医療は cure と care で成り立っており，看護師は「care」の大部分を担っているのだということをしっかりと自覚しなければなりません．

A 栄養管理の各プロセスにおける看護師の役割

　栄養管理プロセスは，スクリーニングからアセスメント，計画立案，実施，評価というように PDCA で行われますが，現在日本で活動している NST は職種に関係なくどのプロセスも協働して行うというのが通例になっています．しかし，兼務型 NST にとって，すべてのプロセスに NST メンバーが満遍なく関わるというのは活動への拘束性が強く，また経済的ではありません．NST メンバーそれぞれが全プロセスに満遍なく関わろうと，職種の特殊性を活かせる部分に関わろうと，活動の質も生産性もほとんど変わりません．各職種の職能を活かして栄養管理プロセスにおける役割を果たすほうが，合理的・

表1　栄養管理プロセスにおける看護師の役割

1. 低栄養状態で NST のケアを受けていない患者，および今後の治療計画において栄養管理が重要な患者の抽出
2. 栄養アセスメントに必要な情報の NST への提供
3. 患者の安全と安楽を確保した栄養投与計画の立案
4. 静脈栄養法，経腸栄養法におけるアクセスラインの保全と，計画された栄養量，栄養素の確実な投与
5. 栄養管理計画に基づいたモニタリングと記録

効率的に栄養管理を行えます．看護師はベッドサイドが職能を発揮できる場所であり，その特長を活かして栄養管理を行うことに役割があります．

　そこで，栄養管理プロセスにおける看護師の役割を表1に示し，プロセスごとに説明します．

1 スクリーニング

●スクリーニングにおける看護師の役割

> 低栄養状態で NST のケアを受けていない患者，および今後の治療計画において栄養管理が重要な患者の抽出

　入院時のスクリーニングは，多くの病院で管理栄養士が実施しています．2006年に診療報酬に収載された栄養管理実施加算は，入院時に評価し必要な患者に計画を立て実施することに対する報酬でしたが，2012年に入院基本料に包括され，すべての患者に行わなければ入院基本料を取得できないという「実施義務」に変わりました．この後，入院時の栄養スクリーニングは多くの病院で管理栄養士が担っています．

　しかし，入院期間中に侵襲的処置や手術が加わったり病状が変化したりすると，入院時の計画を変更する必要が生じます．そのような場合に看護師が持っている情報が役に立ちます．なぜなら，看護師は24時間365日交代しながら連続して患者を観察しています．体重の増減やデータの変化，浮腫，褥瘡など少しの変化も引き継がれることや，診療方針や計画も把握しているため，入院中に栄養管理計画の見直しが必要になる患者や，修正が必要な患者を知っています．したがって，入院時の栄養スクリーニングは主に管理栄養士が行い，入院中の患者で低栄養状態に陥っている，あるいは治療計画上栄養管理が重要になる患者の抽出に関しては主に看護師が行うことが，お互いの職能に沿っています．

2 アセスメント

●栄養アセスメントにおける看護師の役割

> 栄養アセスメントに必要な情報の NST への提供

　看護師の基礎教育課程では，栄養評価を学ぶことはほとんどありません．看護師が有

している栄養の知識は，管理栄養士のようにきちんと教育を受けたものではなく，それぞれが独自に学習して得た知識です．したがって，医師や管理栄養士を中心に栄養アセスメントを行うほうが，より精度がよくなります．しかし，だからといって看護師が栄養アセスメントを行う必要がないわけではありません．

医師や管理栄養士が行うアセスメントには，患者情報が必ず必要です．そこに，看護師が提供する情報が活かされます．看護師は，栄養アセスメントに関する知識を持ち，栄養アセスメントに必要な情報が何で，どのように使われるかを理解して必要な情報を集め，NST に情報提供することで，栄養管理に職能を活かすことができます．

3 プランニング

●栄養管理計画立案における看護師の役割

> 患者の安全と安楽を確保した栄養投与計画の立案

プランニングは，アセスメントに基づいて行われます．どの薬剤を使用して静脈栄養法を行うかは主に医師や薬剤師が，どの経腸栄養剤を用いて経腸栄養法を行うかは主に医師や管理栄養士がそれぞれの専門知識を活かして計画を立てるでしょう．看護師は投与栄養量の計画に加わりながら，患者の生活に合わせて，どのような方法が患者にとって安楽であり，安全であり，確実に投与できるか，という視点で計画を提案します．

経口栄養法では，摂食障害や嚥下障害，患者の嗜好，入院中の過ごし方，性格などを考慮して，確実に摂取できる方法を計画します．これは，NST の計画というよりも，患者のベッドサイドで実施する個別的計画です．必要な情報は管理栄養士も取得することが可能ですが，看護師のほうがより広く，多くの情報を得ることができます．看護師はこのような個別計画に職能を活かすことができます．

4 実 施

●栄養管理計画実施における看護師の役割

> 静脈栄養法，経腸栄養法におけるアクセスラインの保全と，計画された栄養投与量の確実な投与

静脈栄養法も経腸栄養法も，直接の投与者は看護師です．したがって，計画された栄養投与量を確実に投与するという責務があります．そのために，第一に，アクセスラインが正常に使用できるように閉塞や抜去，感染をきたさないような管理が必要です．経口栄養法においても，より必要なエネルギーと栄養素を摂取できるように工夫して援助しなければなりません．看護師は栄養管理計画立案時のアセスメントより，患者が必要量を摂取できるための実施中の状態・状況アセスメントのほうに役割があります．現在の超高齢社会においては，摂食障害，嚥下障害を有する高齢患者が多く，経口摂取量を確保するために障害されている機能に対応して食事介助を行わなければなりません．摂食援助は 24 時間介入可能な看護師が主として実施しますが，その方法については，言語聴覚士，理学療法士，摂食・嚥下障害看護認定看護師らと協働して，より適切で安全な方法で行います．

　一方，NST が関与していない患者では，栄養素バランス，投与量が十分に考慮されていない場合があります．看護師は患者に処方されている内容から，アミノ酸投与量，糖質投与量など算出できるスキルが必要です．処方医に過不足を伝えることも，医師と連携して医療を担う看護師の役割です．

5 モニタリング・評価

●モニタリングにおける看護師の役割

> 栄養管理計画に基づいたモニタリングと記録

a モニタリング

　モニタリングの目的は，①計画通りの栄養投与が実施されていることを確認する，②計画通りの栄養投与が実施されるために，投与に影響する要因を早期に取り除く，③栄養投与に関する合併症を早期に発見，対応する，④栄養療法によって栄養状態がどう改善しているかを確認することです．

　栄養投与・摂取の実際の状況は 24 時間を通して観察とケアを行う看護師にしかわかりません．モニタリングの内容は栄養管理計画の妥当性の評価に用いられるため，必要な項目を正確にモニタリングします．さらに，その結果は漏れなく診療録に記録しなければなりません．

　看護師がモニタリングしながら行うことの 1 つに，静脈栄養法と経腸栄養法での 1 日投与エネルギー量と投与たんぱく質量，投与水分量の算出があります．算出時には，エネルギーとたんぱく質の必要量が投与できているかを評価します．投与できていない場合はその原因をアセスメントし，計画した全量を投与できるように，主治医と相談しながら方法を工夫します．あるいは，NST に報告し計画修正に参加します．経口栄養法では，エネルギーや栄養素の 1 日摂取量の算出は看護師には困難です．経口栄養法では，患者が何を・どれくらい摂取しているかを管理栄養士に伝達し，管理栄養士が算出できるように連携します．

　また，アクセスラインが正常に使用できるかどうかを判断するために，静脈栄養法，経腸栄養法ともに，刺入部の感染，ラインの逸脱，ラインの閉塞などの徴候がないか継続的に観察します．

b 評　価

　評価は，客観的データを基に行います．実施後の評価の視点は計画時の栄養アセスメントとほぼ同じです．栄養状態にどのような問題があって計画したのか，その問題はどう変化したかを実施した内容とモニタリングの状況から評価します．したがって，適正な評価を行うためには，看護師は栄養管理計画がどのような経緯で立てられたのか，評価するためにどのような情報が必要かを理解しておく必要があり，その観察結果はしっかりと記録に残しておかなければなりません．栄養管理計画を適切に評価し，修正し，さらに実施していくことが患者の栄養状態改善につながるため，看護師のモニタリング記録はチームでの医療を円滑にするうえでもきわめて重要です．

B 退院支援における看護師の役割

　一連の栄養管理プロセスのほかに，看護師の役割として退院支援も重要です．

　静脈栄養法，経腸栄養法などを在宅でも継続する場合には，安全に確実に実施できるように援助者の知識・技術を考慮した手技と方法についての指導が重要です．在宅静脈栄養法（home parenteral nutrition：HPN），在宅経腸栄養法（home enteral nutrition：HEN）の技術指導や生活指導は，栄養投与の実施者であり，家族情報も豊富に得ることができる看護師が中心に行います．

　経口摂取ができる患者に対する食品の選択や調理法は，管理栄養士が専門的に計画・指導します．看護師は，患者はもちろん患者の支援者がどのような健康状態で，どのような知識を持ち，どのような生活（仕事）をしているかを十分に考慮して，確実に安全に実施あるいは支援できるように在宅での栄養療法計画立案に参加します．看護師が得ている情報を NST や退院支援チームと共有し，患者にとって継続可能な栄養療法を協働して計画します．

C 栄養看護

　栄養管理が必要な患者には，看護師ならではの役割である栄養看護を実践します．それは前項「Ⅰ章 1. 栄養看護」で説明しています．「栄養看護」は，あらゆる栄養管理を受ける患者に共通する「看護」です．看護師は提示した 6 つの看護を実践することで，栄養管理における看護師の役割をより明確にしていくことができます．栄養看護を実践し，看護カンファレンスや看護計画立案を行うことは，栄養障害患者に対する看護の質を高め，患者の栄養改善にも奏効します．

D 専門病態栄養看護師の役割

　日本病態栄養学会は，専門病態栄養看護師の資格について，日本病態栄養学会認定専門病態栄養看護師認定規則第 2 章第 4 条で「専門病態栄養看護師とは，栄養スクリーニング・評価による栄養看護計画の立案と栄養モニタリングなどの栄養管理能力を有する看護師に対し，本学会が与える資格である」と定めています．また，業務について同規則第 2 章第 5 条で「専門病態栄養看護師は，医療チームに参画し，患者の栄養評価・栄養管理を看護師の専門性に基づき的確に行うものとする」と定めています．つまり，「栄養管理の知識を持ち的確に実践する」ことに加え，「栄養看護計画の立案と実施ができる」者でなければなりません．

1 栄養看護の実践による看護師のロールモデル

　看護のフィールドはあまりにも広く，米国臨床栄養代謝学会（ASPEN）の nutrition support professionals（NSP：栄養サポートプロフェッショナル）でも，栄養サポート専門家としての看護師について「栄養サポートナースの責任は，実践する者の教育背景，立場，実践環境によって異なる[1]」とあり，他の職種が役割について具体的に示されて

いるのに対し，看護師には具体的なものは見当たりません．つまり，日本でもその役割について長い間論じられていながら明文化されなかったように，日本より30年早くNSTが活動していた米国でも，栄養サポート専門家としての看護師の役割や責任は明確に定義づけられていないのです．

しかし，患者の「安全で安楽な療養生活」と「生活の質の向上」の視点で「栄養管理」を考えれば，具体的な看護がみえてきます．それが「栄養看護」であり，どんな実践環境でも栄養管理を受ける患者に対して共通する「看護」です．

専門病態栄養看護師の役割は，栄養管理の知識と技術を有し「栄養看護」を実践して示していくことで看護師のロールモデルとなり，後輩を育成し，啓発していくことにあります．専門病態栄養看護師は，栄養管理における看護師の役割を具体的にし，それを実現させようというもので，日本で唯一の，栄養管理に関する看護師の資格です．

❷ 臨床看護師の指導者

NST活動に対する報酬が診療報酬に収載されたことを機にNSTが爆発的に増加し，それに伴い，栄養管理に興味を持ち，栄養管理を学ぼうとする看護師は急激に増えました．臨床看護師はNSTリンクナース，NST委員などの名称で自部署の栄養管理に関わる機会も多くなりました．しかし，体系的に栄養管理の教育を受けているわけではなく，多くの看護師は自発的に学会や研修会などに参加して知識を得ているのが現状です．

施設による相違はありますが，一般的に看護師が行っている主な栄養管理業務は，入院中の患者における摂食不良患者や体重減少が進行する患者など，栄養管理が必要になる患者の抽出や，輸液剤・栄養剤の投与，アクセスラインの管理，食事介助と観察などです．しかし，これらは，栄養管理が必要となる患者の抽出を除き，ほぼ基礎教育課程で学ぶ標準的看護技術であり，栄養管理の視点での技術習得ではありません．

輸液剤や経腸栄養剤の投与においても，たんぱく質（アミノ酸）量や脂質量など，栄養管理の視点で理解している者は，一般の臨床看護師では稀少です．そこで，専門病態栄養看護師は，実施している投与内容が患者状態の必要量に即しているかどうかを判断することを臨床看護師に指導していきます．また，食事量の観察では，「○割」「○％」「1/2量」など，提供した食事をどれくらい食べたかという「量」を重視した記録がほとんどですが，栄養管理が必要な患者の場合は，必要な栄養素をどれくらい摂取したかが重要であり，そのような観点で摂食量を観察できるように看護師を指導します．さらに，臨床看護師は腹部の状態を観察し食べ方の助言も行います．そのためには，腹部の打診の仕方，聴診の仕方，Ｘ線の読影の基本的な知識を習得し，病態との関連をアセスメントする力が必要であり，専門病態栄養看護師はその指導者として活動します．

このように専門病態栄養看護師は，栄養管理において特に看護師が主となって実施することに関して，より深く正確な知識を持ち，他の看護師に指導し，看護師の栄養管理技術を高める指導的役割を担います．

❸ NST活動時の臨床看護師への指導および監督

専門病態栄養看護師のNST活動のなかでの役割は，主としてNST介入症例に関わる臨床看護師の実施状況の監督と指導です．①低栄養状態でNSTのケアを受けていない

患者および今後の治療計画において，栄養管理が重要な患者の抽出を現場の看護師が適切に行えているかどうか，②栄養計画の実施において安全に正確に行っているかどうか，③計画実施状況と患者の栄養状態のモニタリングにおいて，看護師が適切に行えているかどうか，これらを監督し，適宜指導します．

　専門病態栄養看護師の施設内での働きいかんで，その施設の看護師の実力が変わるほどに活躍することを期待します．

■文　献
1）ASPEN：What Is Nutrition Support Professionals. <https://www.nutritioncare.org/what-is-a-NSP/>（2021 年 5 月 31 日閲覧）

3 専門病態栄養看護師制度

●村上　啓雄

　本項では，専門病態栄養看護師制度の概要について掲載します．日本病態栄養学会ホームページ上に公表している内容を一部省略して再掲しますが，「制度規則」などの詳細は，ホームページを直接参照してください（「日本病態栄養学会ホームページスタートページ」➡「学会認定」➡「専門病態栄養看護師」：https://www.eiyou.or.jp/certif/nurse.html）．

【専門病態栄養看護師認定制度概要】（2021年1月現在）

(1) 専門病態栄養看護師とは
　臨床におけるよりよい栄養管理を行うために，専門的知識および技術を有する看護師の資質向上を図り，国民の健康増進に貢献することを目的とするため，日本病態栄養学会は学会認定制度を設け，日本病態栄養学会認定専門病態栄養看護師の認定事業を開始した．

(2) 専門病態栄養看護師の資格と業務
　専門病態栄養看護師とは，栄養スクリーニング・評価による栄養看護計画の立案と栄養モニタリングなどの栄養管理能力を有する看護師に対し，本学会が与える資格である．
①専門病態栄養看護師に必要な資質と業務
　専門病態栄養看護師は，栄養管理の基本を習得し，栄養管理の的確な実践と栄養看護を提供できる者であり，その業務は，チーム医療に参画し他職種と連携して計画された栄養管理の安全な実施と適切な栄養看護を他の看護師に教育・指導することである．
②栄養看護とは
　栄養障害に陥りやすい状態にある患者に対し，予防のための方法を援助し，栄養障害による治療や生活への影響を防ぐこと，また，栄養障害を有する患者に対し，改善に必要な治療が苦痛なく実施されるように援助し，栄養障害に起因する日常生活の弊害が最小限となるようにすること．さらに，栄養障害により引き起こされた身体機能の低下を改善するように援助し，社会生活が営めるように促すことである．
③栄養看護計画とは
　栄養看護を実践するための看護計画である．

(3) 認定試験の受験資格
　認定試験の受験資格は表1の各項の条件を全て満たす必要がある．

表1 認定試験の受験資格

> 1. 2年以上本学会会員であること.
> 2. 日本国の正看護師免許を有する者.
> 3. 正看護師免許取得後, 医療機関（表2）で3年以上の栄養管理の実務経験を有すること.
> 4. 以下の条件を満たすこと.
>   1) 本学会に関連する活動として以下の3つ以上に参加していること.
>   - ●本学会年次学術集会
>   - ●本学会主催の看護師セミナー（必須）
>   - ●本学会主催のNSTセミナー
>   - ●本学会主催のNSTスキルUP講習会
>   2) 本学会の主催する教育セミナー（受験者用e-ラーニング）を受講修了していること.
>   3) 栄養管理に関する5症例のレポートを提出すること.
>   ①消化器疾患, ②循環器疾患, ③糖尿病・代謝疾患, ④腎疾患, ⑤呼吸器疾患, ⑥血液疾患,
>   ⑦内分泌疾患, ⑧脳神経疾患, ⑨免疫アレルギー疾患　のうち2分野以上にわたる5症例.
>   高齢者, がん, 褥瘡を有する症例を含むことが望ましい.
>
> ★注：日本病態栄養学会認定「NST研修40時間」を修了している者は, 修了証書提出をもって1)
> および2) を満たしたこととする. 他学会等が認定し, 診療報酬におけるNST加算算定要件
> にある所定の研修を終えている者については, 修了証書提出をもって1) を満たしたこととす
> る.

（4）専門病態栄養看護師の認定

　認定試験は年1回行われる. 専門病態栄養看護師の認定を希望する者は, あらかじめ
定められた期日までに次の各号に定める申請書類に受験料を添えて委員会に提出する.
委員会の審査で有資格と認められた者は認定試験を受験することができる. 受験資格な
しと認められた者にはその旨通知すると共に受験料を返還する.

①申請書類

　1. 日本病態栄養学会の専門病態栄養看護師認定申請書
　2. 日本病態栄養学会の会員歴
　3. 日本国の正看護師免許証または登録証（写し）
　4. 医療施設長の栄養管理実務経験証明書（所定の書式による）
　5. 本学会に関連する活動（3つ以上）の証明書（所定の書式による）
　6. 教育セミナー修了証
　7. 症例記録（5症例：所定の書式による）

②受験料

　20,000円.

③認定開始

　令和3年から受験開始予定（詳細はホームページで発表）.

【専門病態栄養看護師認定更新規則】

（1）認定期間

　認定期間は5年間とする.

表2　医療機関（初回認定受験資格及び認定更新の条件に共通）

> ＊医療機関とは以下のものを指す．
> 　パート職員に関しては1日6時間以上勤務の場合は1日と計算し，200日勤務をもって1年と計算する．
>
> 1. 医療法に基づく，病院，診療所（病院・診療所附属のリハビリテーション施設を含む）
> 2. 地域保健法に基づく，保健所，市町村保健センター（市町村保健センター類似施設を含む）
> 3. 老人福祉法に基づく，老人福祉施設（老人福祉センター）
> 4. 介護保険法に基づく，介護老人保健施設，指定介護老人福祉施設，認知症対応型共同生活介護（グループホーム）
> 5. 母子保健法に基づく，母子保健施設（母子保健センター）
> 6. 都道府県産業保健推進センター，地域産業保健推進センター，各事業所のTHP担当者
> 7. 厚生労働大臣認定による健康増進施設

（2）認定更新の条件

　認定期間中に以下の4つの条件を全て満たすこと．

①認定期間（認定証に記載されている5年間）中に通算3年以上医療機関（表2）で栄養管理業務に従事していること．

②以下の本学会に関連する活動として40単位以上を取得していること．

- ✓ 日本病態栄養学会看護師セミナー・・・・・・・・・・・5単位（必須）
- ✓ 日本病態栄養学会年次学術集会・・・・・・・・・・・5単位（但し，出席5単位，筆頭発表者5単位，指定講演5単位，1回の出席で上限を15単位とする）
- ✓ NSTスキルUP講習会・・・・・・・・・・・・・・・5単位
- ✓ 日本病態栄養学会が認定する検討会等・・・・・・・1単位（但し，5年間で上限を8単位とする）
- ✓ 他学会が主催する全国的な規模の研修会あるいは講演会で，その内容が病態栄養並びに栄養管理を中心としたものと日本病態栄養学会が認めた場合に限り点数を認める．・・・・・半日1単位，1日2単位，2日以上3単位（但し，5年間で5単位を上限とする）
- ✓ 栄養学に関する論文・・・5単位（査読者のいる学術誌の論文筆頭者）

③教育セミナー受験用を2回受講修了していること．

④栄養管理に関する新たなレポートを提出すること．

- ✓ 消化器疾患
- ✓ 循環器疾患
- ✓ 糖尿病・代謝疾患
- ✓ 腎疾患
- ✓ 呼吸器疾患
- ✓ 血液疾患
- ✓ 内分泌疾患
- ✓ 脳神経疾患
- ✓ 免疫アレルギー疾患

のうち2分野以上にわたる3症例. 高齢者, がん, 褥瘡を有する症例を含むことが望ましい. 但し, 2回目 (10年目) 以降の更新手続きにおいては, 栄養管理に関する自験例が3例に満たないか, 自験例を提出できない場合でも, 代替レポートにより専門病態栄養看護師としてふさわしい活動や業績が証明できれば必ずしも3症例でなくてもよいものとする.

(3) 更新審査料
20,000円.

(4) 認定更新の申請手続き
①認定期間満了の最終年初旬に, 申請期間および申請方法等に関する詳しい案内・申請書類・更新審査料の払込取扱票を送付する.
②申請期間に以下a) とb) に定める申請書類を提出すること.
a) 日本病態栄養学会認定専門病態栄養看護師更新申請書 (所定の書式)
　ⅰ. 栄養管理業務に従事した証明書 (所定の書式)
　ⅱ. 教育セミナー受験用修了証
　ⅲ. 本学会に関連する活動として40単位以上を証明する資料 (ⅱ, ⅲを除き30単位)
　ⅳ. 更新審査料 (20,000円) の払込受領証のコピー
b) 栄養管理に関する自験例の2分野以上にわたる新たな3症例の記録 (所定の書式)
　2回目 (10年目) 以降の更新手続きで3症例の記録が提出できない場合には代替レポート (所定の書式) を提出すること.
③認定更新の申請受付後, 委員会において審査し, 申請者本人に審査結果を通知する. 認定更新が認められた方には, 認定期間満了までに, 新しい認定期間を記載した認定証を送付する.

(5) 更新猶予
更新猶予は以下の場合認められる.
①特別な事情*で更新が不可能となった場合, その事情を記した書類を添付して, 更新猶予を申請することができる.
②更新猶予の申請期間は認定更新の申請期間と同時期とする. (更新猶予を希望する場合は, 認定更新申請に代えて更新猶予の申請をすること.)
③認定期間中に認定更新の申請もしくは更新猶予の申請をしない場合, また更新猶予が認められない場合は, 認定期間満了をもって専門病態栄養看護師の資格は失効する.
*特別な事情 (以下はいずれも特別な事情として認められる.)
海外在留・長期病気療養, (法定) 育児休業, 家族の介護, 栄養管理業務に関わらない業務への異動, 進学.

更新猶予の手続き
特別な事情を証明する書類 (更新猶予証明書) の提出が必要となる.
1) 更新猶予の申請は「更新申請」と同時期とする.
2) 更新猶予の申請は1年毎に2回まで (最大2年間更新猶予) 可能とする.

15

(6) 資格の喪失

　以下の場合は専門病態栄養看護師の資格を喪失する.

①本学会を退会したとき.

②認定更新期間中に認定更新の申請もしくは更新猶予の申請をしなかったとき.

③認定更新の審査において更新が認められなかったとき.

④専門病態栄養看護師としてふさわしくない行為があったと認められたとき

　（理事長は，委員会ならびに理事会の議決を経てそれらの認定資格を取り消す〈認定規則第12条〉）

4 本テキスト以外の必要知識

●濱田　康弘

　このテキストでは，看護師としての専門性に深く関連のある項目以外のもの，たとえば，「栄養管理の基礎知識」，「臨床栄養管理の基礎知識」，「病態別栄養管理・栄養療法」といった内容は記述を割愛しています．もちろん，栄養看護を実践していくうえで，これらの内容が不必要というわけではありません．そこで，職種を問わず理解しておいてほしい知識については，下記の2冊を副テキストとして指定し，該当するページを表1にまとめました．

　表1に示した項目については，ぜひ副テキストの該当するページを読んで理解していただくことを専門病態栄養看護師委員会としてお薦めします．

【副テキスト】
- 『新・栄養塾』，大村健二，濱田康弘（編著），医学書院，2020年
- 『認定NSTガイドブック2017（改訂第5版）』，日本病態栄養学会（編集），南江堂，2017年

表1　副テキストにおける必要知識

副テキスト	新・栄養塾	認定 NST ガイドブック 2017（改5）
栄養管理の基礎知識		
消化器の解剖と機能	p2 ～ 15	——
栄養素の消化と吸収	p16 ～ 21	——
栄養素の代謝	p22 ～ 48	——
水・電解質	p49 ～ 57，p234 ～ 239	p226 ～ 235
ビタミン・微量元素	p58 ～ 75	——
食物繊維	p76 ～ 79	——
腸内細菌叢	p80 ～ 84	——
侵襲と飢餓	p85 ～ 92	——
臨床栄養管理の基礎知識		
栄養スクリーニングと栄養アセスメント	p108 ～ 111	p7 ～ 12
検査値の解釈	p112 ～ 118	p13 ～ 18
栄養管理のプランニング（投与量の算出）	p119 ～ 123	p19 ～ 30
経腸栄養	p124 ～ 128，p256 ～ 263	p40 ～ 95
静脈栄養	p129 ～ 135，p250 ～ 255	p96 ～ 133
病態別栄養管理・栄養療法		
消化管疾患	p149 ～ 164	p196 ～ 201
炎症性腸疾患	——	p189 ～ 195
肝臓・胆嚢・膵臓疾患	p173 ～ 185	p176 ～ 188
腎疾患	p186 ～ 196	p169 ～ 175
脳血管疾患	——	p202 ～ 210
呼吸器疾患	p197 ～ 204	——
心疾患	——	p159 ～ 162
糖尿病	——	p163 ～ 168
がん・悪液質	——	p211 ～ 217
Refeeding 症候群（神経性食思不振も含む）	p240 ～ 249	p218 ～ 223
サルコペニア・フレイル	p213 ～ 221	——
褥　瘡	p205 ～ 212	p153 ～ 158
外傷・熱傷	——	p146 ～ 152
周術期	p140 ～ 148	p140 ～ 145
重症症例（重症感染症も含む）	p165 ～ 172	p136 ～ 139

II章　各種状態における栄養学的特徴

1　小　児

● 石井　信二，田中　芳明

■ Summary ■

　小児期は，身長や体重の増加などの身体的成長や，神経や生殖器，リンパ系など
の器官の発育，精神発達や運動機能，生理機能などの成熟進展が顕著に変化を遂げ
る時期です．栄養の吸収経路では，出生前期に胎児は母親から胎盤を介して持続的
に経静脈栄養を受けていますが，新生児期には間欠的な経消化管栄養に移行しなけ
ればなりません．

　小児の栄養管理を行ううえで基本的な栄養素の消化・吸収・代謝，体液の特徴を
理解し，小児期ならではの特殊性を理解することが重要です．また，乳児期は摂食
嚥下機能が離乳期を境に大きく変化する時期でもあります．

　「日本人の食事摂取基準」に準じて栄養量の設定を行いつつ，経時的な栄養評価を
行うことが重要です．

　小児の発育区分は，出生前期，新生児期，乳児期，幼児期，学童期，思春期に分けら
れ，いずれの時期も身長や体重の増加などの身体的成長や，神経や生殖器，リンパ系な
どの器官の発育，精神発達や運動機能，生理機能などの成熟進展が顕著に変化を遂げる
時期です．

　栄養の吸収経路では，出生前期に胎児は母親から胎盤を介して持続的に経静脈栄養を
受けていますが，新生児期には間欠的な経消化管栄養に移行しなければなりません．

　消化管は成長の段階で大きく変化します．新生児の小腸は約270 cmであり，4歳ま
でに約450～550 cmと成人の長さに達します．

　小児期における適切な栄養療法の実践には，発達段階にある小児の特殊性を理解する
ことが重要です．

A 糖質の消化・吸収 [1]

　小児では，乳児期までは膵α-アミラーゼの活性が低く，多糖類（デンプン，デキス
トリン）は分解されにくいという特徴があります．しかしながら，乳糖分解酵素（ラク
ターゼ）は新生児期でも小腸刷子縁（微絨毛が密に形成されている領域）に存在し，こ
の時期に最も活性が高いため，糖質としては乳糖が適しています．

B 糖質代謝の特徴 [2-4)]

新生児，特に早産低出生体重児では，グリコーゲンの蓄積が少なく，生後しばらくは肝臓での糖新生が未熟であり，低血糖が生じやすくなります．また，インスリン受容体の飽和度，肝臓や膵臓の応答も未熟であり，血糖調節機能が未熟なため，糖質の投与速度を増加させる場合は高血糖にも陥りやすく，脱水や頭蓋内出血などの合併症に注意を要します．

C たんぱく質の消化・吸収 [1)]

たんぱく質の消化は，胃の主細胞から分泌されるペプシノーゲンが，胃の壁細胞から分泌される胃酸（塩酸）により活性化され，たんぱく分解酵素であるペプシンとなり胃内で始まります．

ペプシン活性や塩酸は胎生 20 週の胎児の胃に同定されており，出生 24 週の早産児でも出生直後から胃内 pH を低下させることができますが，新生児期のペプシン活性は低いです．

たんぱく質の消化は，さらに十二指腸内の膵酵素や小腸の刷子縁にある酵素により行われます．膵のたんぱく分解酵素であるトリプシンやキモトリプシンは胎生 20 週から存在し，幼児期に徐々に成人レベルまで増加します．しかしながら，トリプシンの活性化に必要なエンテロキナーゼは胎生 26 週まで検出されず，新生児期も成人レベルの20％に過ぎません．この低いエンテロキナーゼ活性は管腔内たんぱく消化を制限します．

小腸刷子縁にあるペプチダーゼは，オリゴペプチドやアミノ酸へたんぱく質の加水分解を続け，刷子縁膜にある広い領域のアミノ酸トランスポーターを経由して空腸より吸収されます．オリゴペプチドは，小腸上皮細胞の酵素によりアミノ酸へ加水分解されますが，ジペプチド，トリペプチドとしても吸収されます．ペプチダーゼやアミノ酸トランスポーターは胎生 24 週以前より存在し活性化しており，新生児でもたんぱく質消化が行われています．

新生児期を通して胃内のペプシン活性は低く，また膵のたんぱく分解酵素活性も低いためカゼインは分解されにくく，カゼイン含量の多い牛乳たんぱくは胃内でハードカードを形成し消化が悪く，食物アレルギーのリスクとなります．一方で，母乳に含まれる乳清たんぱくは，母乳中のリゾチームやたんぱく分解酵素により分解され吸収されやすくなっています．

D アミノ酸代謝の特徴 [2-4)]

新生児期・乳児期は，アミノ酸代謝速度がきわめて速い時期です．また，フェニルアラニン，チロシンの分解酵素活性が低いため過剰症となりやすく，これは中枢神経障害を惹起します．さらに含硫アミノ酸の代謝では，メチオニンからシステインへの変換酵素活性が低いため，脳細胞の発達に不可欠なシステイン，タウリンも準必須アミノ酸と考えられています．その他，成長発育に必須のヒスチジンは生後 6 ヵ月までは条件付き

必須アミノ酸です.

E 脂質の消化・吸収 [1]

　母乳にはリポプロテインリパーゼと胆汁酸塩刺激リパーゼが含まれます.リポプロテインリパーゼは乳腺での乳脂質の形成に不可欠ですが,腸管での脂質の消化にはほとんど関与していません.胆汁酸塩刺激リパーゼは母乳中に非常に多く存在し,pH 3～5で安定し,腸管たんぱく分解酵素の影響を受けませんが,熱には不安定で低温殺菌により不活化されるため,低温殺菌された母乳の吸収が不良である大きな要因と考えられています.

　胆汁酸は胆嚢の収縮により放出され腸管内容物の乳化を助け,中性脂肪（トリグリセリド）の加水分解や脂質の吸収を促進します.胆汁酸は主にタウリンやグリシンの塩（胆汁酸塩）として放出され,水溶性と脂溶性両方の部分を有します.胆汁酸塩は単独では乳化剤としての作用は低いですが,モノグリセリドや脂肪酸,リン脂質と混ざると非常に効果的に作用します.

　新生児期の胆汁酸塩の合成割合は成人より低く,胆汁酸塩プールは成人の1/4程度ですが,十二指腸内の胆汁酸塩濃度はミセル形成に必要な濃度に保たれています.胆汁酸塩は遠位回腸で再吸収され,肝臓に戻りまた分泌されており,この腸肝循環は1日に6回発生していますが,失われているのはわずか5％のみです.しかし,早産児では胆汁酸塩の腸肝循環は成熟しにくい可能性があります.

　長鎖脂肪酸は胆汁酸塩により乳化され,リン脂質など脂溶性物質のミセルを形成します.さらに,小腸上皮細胞膜を通過した後,カイロミクロンを形成しリンパ管,胸管を経て静脈内に入り肝臓に運ばれます.中鎖脂肪酸はミセルを形成せずに小腸上皮細胞から吸収され,門脈に入り肝臓に運ばれます.

F 脂質代謝の特徴 [2-4]

　新生児期には,トリグリセリドを加水分解するリポタンパクリパーゼ活性が低いこと,長鎖脂肪酸の酸化に必要なカルニチン合成が十分でないこと,さらには肝臓の未熟性などの理由により脂質クリアランスが低下しています.そのため,特に未熟な児ほど脂肪投与量は制限されますが,脂肪の蓄積量は少なく,脂肪を投与しなければ容易に必須脂肪酸欠乏をきたします.

G 体液の特徴 [2-4] (表1)

　体重に対する体液の割合は,成人で総体液量（細胞内液＋細胞外液）が60％であるのに対して,新生児では70％です.

　胎児期では細胞外液量が多く（細胞内液：細胞外液＝25：60）,分娩時の利尿により細胞外液が減少し,出生時には細胞内液：細胞外液＝35：45へ変化します.以後,細胞外液量の減少,細胞内液の増加に伴い,ほぼ成人と等しくなります.

表1　体重に対する体液の割合（％）

	胎児期	出生時	新生児期	小児期	成人期
細胞内液	25	35	40	40	40
細胞外液	60	45	30	30	20
総体液量	85	80	70	70	60

［厚生労働省：日本人の食事摂取基準（2020年版）策定検討会報告書，2019より引用］

　新生児，小児，成人の体液区分を比較すると，小児は成人に比べ体内の水分量が多く，水分出納による直接的な影響を受けやすいといえます．このため，水分不足や発熱，嘔吐，下痢に伴う脱水によって体液量が不足しやすく，容易に循環不全に陥ります．また，体重に比べて体表面積が広く，皮膚が薄く透過性が高いため体温調節として皮膚や肺から失われる不感蒸泄量が多く，かつ代謝熱量に比例しているため，特に新生児期，乳児期では成人の倍以上になります．発熱時には38℃以上で1℃上昇ごとに5 mL/kg/日の不感蒸泄量が増加するとされています．

　腎臓は，水・電解質の調節機構としてさまざまな生理的役割を果たしていますが，胎生期はその役割を胎盤が担っており，出生後の体外環境変化に伴い腎臓の機能に変化が生じます．出生時の体表面積当たりの糸球体濾過率（GFR）は成人の20％，生後2週間で40％，生後2ヵ月には50％となり，1～2歳頃にはほぼ成人レベルに達します．これは，出生後の腎血流抵抗の低下，ネフロン数の増加，ネフロンサイズの増大によると考えられています．

　腎臓の濃縮能は1歳半～2歳頃になってはじめて成人と等しくなるため，溶質の排泄のための溶媒の必要量が多く，水分の保持能力に乏しい状態です．これも脱水，循環不全を助長します．成人では尿の濃縮により原尿の約1％が排尿（糸球体濾過液150 Lに対して1.5 Lの尿）されています．一方で，腎臓の希釈能は出生後急速に発達し生後2週間でほぼ成人レベルに達します．

　水分過剰投与の場合には，新生児期は致死的な状況に陥りやすいですが，乳児期以降では急激かつ莫大な負荷でない限り，すでに腎臓の希釈能が完成しているため，水分不足の状態ほど厳重な管理は必要ありません．しかしながら，先天性心疾患や腎疾患などを認める場合には注意を要します．

H 摂食・嚥下機能の発達 [5]

　摂食・嚥下機能の発達は，口腔・咽頭領域の形態成長とともに離乳期から始まり，乳歯が生えそろう3歳頃まで続き，乳幼児期に基本的な機能の発達がなされます．

　新生児，乳児は，乳汁の吸啜運動を哺乳反射によって行っており，吸啜に最も適した口腔の形態下で摂取しています．離乳期になると固形食を摂取するようになり，嚥下，捕食，押しつぶし，咀嚼の順で発達していきます．摂食・嚥下機能の発達段階は以下に分けられます．

①経口摂取準備期

②嚥下機能獲得期：舌，顎，口唇などが協調して動く，口腔期の嚥下機能の発達

③捕食機能獲得期：口唇による口腔内への食物摂取機能の発達

④押しつぶし機能獲得期：舌で口蓋前方部に食物を押しつけてつぶす機能の発達

⑤すりつぶし機能獲得期：臼歯や臼歯相当部の上下歯槽堤での臼磨運動によるつぶす動き，咀嚼運動の発達

⑥自食準備期

⑦手づかみ食べ機能獲得期：上肢，手指の動きと口腔の動きの協調による捕食動作の発達

⑧食具（食器）食べ機能獲得期：スプーンやフォーク，箸などの食具と皿，お椀などの食器を使って食物を口に運び捕食する機能の発達

I 栄養評価 5)

　体重の変化や消化器症状の有無，食事摂取状況などの聴取とともに，身体計測や生体電気インピーダンス分析法，皮下脂肪厚測定などによる身体組成の評価，皮膚や爪，毛髪，浮腫などの身体所見の評価，血液検査や尿検査による栄養評価を行います．低栄養の小児では虐待を考慮する必要もあります．

　血清アルブミン濃度は，生化学検査で頻用される栄養指標の1つです．新生児期は正常範囲が 2.5 〜 3.4 g/dL と低く，13 〜 15 歳で成人と同様の基準に達します．血清アルブミン濃度は血液濃縮や免疫グロブリンの増加，炎症により変化するため，栄養評価を行う際には注意を要します．血清アルブミン濃度は半減期が 20 日と長く，rapid turn-over protein（RTP）であるレチノール結合たんぱく（半減期 12 時間）やトランスサイレチン（半減期 1.9 日），トランスフェリン（半減期 8 日）はアルブミンより半減期が短く，栄養評価に適しています．

　尿中尿素窒素濃度や尿中クレアチニン，尿中 3- メチルヒスチジン，尿中ヒドロキシプロリンも，同化や異化のよい指標です．尿中尿素窒素濃度に 1 日尿量を乗じることで 1 日の排泄される窒素量が概算でき，摂取した窒素量から窒素バランスを算出できます．

　脂質栄養状態の指標には血清総コレステロールや中性脂肪，遊離脂肪酸が用いられます．栄養障害により総コレステロールや中性脂肪は低値を示しますが，遊離脂肪酸は高値を示します．

　免疫栄養の指標である総リンパ球数は，特に乳幼児での白血球数と分画が成人と異なるため，その判定には注意が必要です．

　臨床症状と特定のビタミン測定（ビタミン B_{12} や葉酸など）によりビタミン欠乏の診断が可能であり，微量元素では銅，亜鉛，セレン，ヨウ素，マグネシウム，リンなどの濃度測定が栄養状態の評価の一環として重要です．

J 日本人の食事摂取基準（2020 年版）6)

　『日本人の食事摂取基準』は，健康な個人および集団を対象として，国民の健康の保持・

増進，生活習慣病の予防のために参照するエネルギーおよび栄養素の摂取量の基準を示すものです．栄養素の指標は，3つの目的からなる5つの指標で構成され，摂取不足の回避を目的に「推定平均必要量」「推奨量」「目安量」，過剰摂取による健康障害の回避を目的に「耐用上限量」，生活習慣病の発症予防に「目標量」が設定されています．

「推定平均必要量」は半数の者が必要量を満たす量で，「推奨量」はほとんどの者が充足している量，「目安量」は十分な科学的根拠が得られず「推定平均必要量」や「推奨量」が設定できない場合に設定されます．乳児では「推定平均必要量」や「推奨量」を決定するための臨床研究が容易でないため，「目安量」が算定されています．

食事摂取基準を参考に乳児・小児の栄養管理計画を考えることが必要ですが，栄養摂取後にエネルギーや栄養素の摂取が適切かどうか，身長や体重変化を成長曲線などで随時モニターしていくことが重要です．また，根拠となるデータがないことから「耐用上限量」が設定されていない栄養素も多いため，特定の栄養素が強化された食品の摂取時には注意が必要です．

Ⓚ 小児の栄養必要量 [2-4,6)]

栄養素の必要量は，成長に伴い増加していきます．また，消化・吸収障害（下痢，短腸症候群，炎症性腸疾患など）や代謝障害（アミノ酸・有機酸代謝障害，脂肪酸代謝障害，糖質代謝障害など），感染症や熱傷，外傷などによっても変化することを考慮する必要があります．

1 水分量

必要な水分量は，体重別に以下のように簡易式で算出できます．

体重 3 〜 10 kg：100 ×体重（mL/日）
体重 10 〜 20 kg：1,000 +（体重− 10）× 50（mL/日）
体重 20 kg 以上：1,500 +（体重− 20）× 20（mL/日）

2 エネルギー量（表 2, 3）

新生児期の基礎代謝は，一般的に 30℃前後の環境温度で 45 kcal/kg/日とされます．この値に，成長に必要な約 20 kcal/kg と生活活動に最低限必要な 15 kcal/kg を加えた 80 cal/kg 程度が出生直後に静脈栄養を行う場合の 1 日の最低必要エネルギー量と考えられます．その後は順調な体重増加を考慮し，90 〜 100 kcal/kg 程度に増量するのが望ましいです．

乳児期以降の総エネルギー所要量は，生後 5 ヵ月（授乳期）までは 110 〜 120 kcal/kg，6 〜 11 ヵ月（離乳期）では 100 kcal/kg が一般的に用いられることが多いです．成長期である小児（1 〜 17 歳）では，身体活動に必要なエネルギーに加えて，組織合成に要するエネルギー（エネルギー蓄積量）を余分に摂取する必要があります．

推定エネルギー必要量（kcal/day）は，

基礎代謝量（基礎代謝基準値×基礎体重）×身体活動レベル＋エネルギー蓄積量
で算出されます．

表2　基礎代謝基準値と基礎代謝量

年齢 （歳）	男　性			女　性		
	基礎代謝 基準値 （kcal/kg 体 重/日）	参照体重 （kg）	基礎代謝量 （kcal/日）	基礎代謝 基準値 （kcal/kg 体 重/日）	参照体重 （kg）	基礎代謝量 （kcal/日）
1〜2	61	11.5	700	59.7	11	660
3〜5	54.8	16.5	900	52.2	16.1	840
6〜7	44.3	22.2	980	41.9	21.9	920
8〜9	40.8	28	1,140	38.3	27.4	1,050
12〜14	31	49	1,520	29.6	47.5	1,410
15〜17	27	59.7	1,610	25.3	51.9	1,310

［厚生労働省：日本人の食事摂取基準（2020 年版）策定検討会報告書，2019 より引用］

表3　推定エネルギー必要量（kcal/ 日）

身体活動レ ベル	男　性			女　性		
	Ⅰ	Ⅱ	Ⅲ	Ⅰ	Ⅱ	Ⅲ
0〜5（月）	—	550	—	—	500	—
6〜8（月）	—	650	—	—	600	—
9〜11（月）	—	700	—	—	650	—
1〜2（歳）	—	950	—	—	900	—
3〜5（歳）	—	1,300	—	—	1,250	—
6〜7（歳）	1,350	1,550	1,750	1,250	1,450	1,650
8〜9（歳）	1,600	1,850	2,100	1,500	1,700	1,900
10〜11 （歳）	1,950	2,250	2,500	1,850	2,100	2,350
12〜14 （歳）	2,300	2,600	2,900	2,150	2,400	2,700
15〜17 （歳）	2,500	2,800	3,150	2,050	2,300	2,550

身体活動レベルは，低い，ふつう，高いの３つのレベルとして，それぞれⅠ，Ⅱ，Ⅲで示した.

［厚生労働省：日本人の食事摂取基準（2020 年版）策定検討会報告書，2019 より引用］

　　静脈栄養時の栄養所要量は，日常生活を営む経口摂取時と同等では過不足が生じる危険性があるため注意を要します.

3 たんぱく質量（表4）

　　乳児のたんぱく質必要量は，目安量として母乳栄養児の値が示されています. 人工栄

表4　たんぱく質の食事摂取基準（g/ 日），目標量：%エネルギー

年　齢	男　性				女　性			
	推定平均 必要量	推奨量	目安量	目標量 （中央値）	推定平均 必要量	推奨量	目安量	目標量 （中央値）
0〜5 （月）	—	—	10	—	—	—	10	—
6〜8 （月）	—	—	15	—	—	—	15	—
9〜11 （月）	—	—	25	—	—	—	25	—
1〜2 （歳）	15	20	—	13〜20	15	20	—	13〜20
3〜5 （歳）	20	25	—	13〜20	20	25	—	13〜20
6〜7 （歳）	25	30	—	13〜20	25	30	—	13〜20
8〜9 （歳）	30	40	—	13〜20	30	40	—	13〜20
10〜11 （歳）	40	45	—	13〜20	40	50	—	13〜20
12〜14 （歳）	50	60	—	13〜20	45	55	—	13〜20
15〜17 （歳）	50	65	—	13〜20	45	55	—	13〜20

［厚生労働省：日本人の食事摂取基準（2020 年版）策定検討会報告書，2019 より引用］

養児は，授乳期間中のたんぱく質摂取量が母乳栄養児より多いと考えられており，乳児期に肥満になることがあります．乳児肥満が将来の肥満につながるのかについては議論の余地が残っています．

　外傷，重症感染症，高熱，手術侵襲などの高度ストレスの際は，筋たんぱくの崩壊に伴って尿中への窒素排泄量が著しく増加し，さらに急性相たんぱくの産生が増加するため，たんぱく質必要量は増加します．

　静脈栄養に関しては，新生児・幼若乳児期では 2.5 〜 3.0 g/kg/日のアミノ酸投与で肝機能異常が惹起されることがあるため，この時期の投与量は 2.0 g/kg/日程度が適当と考えられています．

4 脂質量（表 5）

　脂質は，0 〜 5 ヵ月は 50％エネルギー，6 〜 11 ヵ月では 40％エネルギー，幼児期以降は 20％以上 30％エネルギー以下とされています．母乳は，乳児にとって理想的な栄養源と考え，母乳脂質成分と基準哺乳量（0.78 L/ 日）から脂質の目安量が％エネルギー

表5　脂質の食事摂取基準（％エネルギー：脂質の総エネルギーに占める割合）

年　齢	男　性		女　性	
	目安量	目標量（中央値）	目安量	目標量（中央値）
0～5（月）	50	―	50	―
6～8（月）	40	―	40	―
9～11（月）	―	20～30	―	20～30
1～2（歳）	―	20～30	―	20～30
3～5（歳）	―	20～30	―	20～30
6～7（歳）	―	20～30	―	20～30
8～9（歳）	―	20～30	―	20～30
10～11（歳）	―	20～30	―	20～30
12～14（歳）	―	20～30	―	20～30
15～17（歳）	―	20～30	―	20～30

［厚生労働省：日本人の食事摂取基準（2020年版）策定検討会報告書，2019より引用］

で設定されています．0～5ヵ月の乳児は母乳（または乳児用調製粉乳）から栄養を得ていますが，6ヵ月頃の乳児は離乳食への切り替えが始まる時期であり，6～11ヵ月の乳児は母乳（または乳児用調製粉乳）と離乳食の両方から栄養を得ています．

最近の動脈硬化性疾患の低年齢化，若年肥満に対する配慮から，発育が急峻な幼少児期では特に脂質の過剰摂取に注意を要します．

体内で生合成できないため経口摂取が必要な脂肪酸を必須脂肪酸といい，n-3系脂肪酸では α-リノレン酸，n-6系脂肪酸ではリノール酸が必須脂肪酸です．『日本人の食事摂取基準（2020年版）』でも n-6系脂肪酸と n-3系脂肪酸の年齢別目安量が設定されています．

静脈栄養に関しては，脂肪乳剤の乳児への投与は0.5～1g/kg/日から開始して0.5g/kg/日ずつ増量し，最大3g/kg/日としますが，脂質クリアランスに配慮して投与速度は0.1g/kg/時を超えないよう注意が必要です．日本で市販されている脂肪乳剤は大豆由来のものだけであり，長鎖脂肪酸が大部分で n-6系脂肪酸のリノール酸が約60％を占めています．

極低出生体重児や超低出生体重児は，炭水化物ならびに脂肪の貯蔵量が少なく，また消化器系の未熟性のため，出生第1日目から静脈栄養が推奨されています．これにより飢餓状態の予防，たんぱく異化の抑制，低血糖・高カリウム血症の発現頻度を減少させることが可能です．

5 ミネラルと微量元素投与量

健康な小児における電解質喪失は，すべて尿からの排泄が基本と考えられますが，脱水症や異常な体液の喪失時には十分な配慮が必要となります．すなわち，排液の電解質濃度をモニタリングし，喪失推定量を1日必要量に加える必要があります．1日必要量

はナトリウム 3 mEq/kg/日，カリウム 2 mEq/kg/日，クロール 5 mEq/kg/日と考えられています．また，骨形成に必須であるカルシウムの生体バランスは正に維持することが重要で，0 〜 6 ヵ月齢で 210 mg/日，6 ヵ月 〜 1 歳で 270 mg/日，1 〜 3 歳 500 mg/日と報告されています[7]．

　ミネラルと微量元素についても食事摂取基準が策定されています．また，小児においても，摂取過多が好ましくない鉄に加えて，セレン，ヨウ素に関しても許容上限量が設定されています．微量元素は生体の構成成分であり，各種生理作用，酵素作用，代謝調節作用に関係し，健康維持，疾病予防，病的状態からの回復に重要な役割を果たしています．長期間の中心静脈栄養を行う場合には，総合ビタミン製剤とともに微量元素製剤を必ず投与しなければなりません．

　乳児のカルシウム摂取目安量は，母乳中のカルシウム濃度および哺乳量から算出されています．乳児用調整粉乳は母乳に近い組成となっていますが，その吸収率は母乳の吸収率の約 60％に対して約 27 〜 47％とやや低いと報告されている[8]ことから留意が必要です．小児期，特に思春期（12 〜 14 歳）は，骨塩量増加に伴うカルシウム蓄積量が生涯で最も増加する時期であり，カルシウム推奨量は他の年代に比べて最も多いです．12 〜 14 歳男子，女子の推奨量がそれぞれ 1,000 mg/日，800 mg/日であるのに対し，平成 22 年，平成 23 年国民健康・栄養調査の結果におけるカルシウム摂取量の平均値はそれぞれ 725 mg/日，660 mg/日と少ないです．また，牛乳給食のない日の 10 〜 11 歳のカルシウム摂取量の平均値は，568 ± 176 mg/日（平均 ± S.D.）と著明に少なく，牛乳給食日は 717 ± 156 mg/日との報告もあります[9]．

　母乳栄養児は，母乳中にほとんど鉄が含まれないため，鉄欠乏による貧血を起こすことがあり注意を要します．このため，離乳食が始まるまで定期的な鉄の摂取が必要になる場合もあります．また，乳幼児期では鉄の不十分な摂取や過度の牛乳摂取などにより鉄欠乏が起こるため注意を要します．

⑥ ビタミン（脂溶性，水溶性）投与量

　ビタミンは生体内で合成できない有機化合物で，水溶性ビタミンと脂溶性ビタミンに分けられます．水溶性ビタミンは容易に尿から排泄されるため過剰症は少ないですが，欠乏症をきたしやすいです．脂溶性ビタミンは尿中に排泄されず体内に蓄積するため，過剰摂取には注意が必要です．

ⓐ ビタミンD

　米国医学研究所は，小児・成人ともに血清 25-hydroxyvitamin D［25（OH）D］値が 50 nmol/L（20 ng/mL）以下をビタミン D 欠乏と定義しています．日本では，母乳栄養児でビタミン D 不足によるくる病・低カルシウム血症の発症が報告されています．ビタミン D は皮膚でも合成されるので，血清値は夏より冬に低下しており，日光照射の少ない乳児ではビタミン D 欠乏の頻度が高くなります．完全母乳栄養，母親のビタミン D 不足，日光曝露不足，脂質吸収障害，ビタミン D 活性化障害はビタミン D 欠乏の危険因子です．

ⓑ ビタミンK

　ビタミン K は，胎盤を通過しにくく，また母乳中のビタミン K 含量が低いことから，

新生児は腸内細菌によるビタミン K 産生・供給量が低いと考えられ，ビタミン K の欠乏に陥りやすくなります．

　ビタミン K の不足は，出生後数日で起こる新生児メレナ（消化管出血）や特発性乳児ビタミン K 欠乏症（頭蓋内出血）を発症するため，出生直後，生後 1 週間，1 ヵ月にビタミン K₂ シロップの経口投与が行われます．

【おわりに】

　近年，小児の食習慣で問題になっているのが，栄養価が低く高エネルギーの食品や飲料の過剰摂取と，身体活動低下などによる肥満です．小児期の食習慣が成人期の糖尿病や高血圧などの疾患に関連していることも報告されており，早期からの食に対する教育が必要です．

　また，食物アレルギーに関しても，早期に正確な診断を行い，適切な対応が必要です．アレルギーの発症予防として，離乳食に多種多様な食材を用いることで発症率を減少させることも報告されています．

　小児に対する栄養管理は経消化管栄養を第一選択とし，成長や発達，病態，消化・吸収・代謝の特殊性を理解したうえで行う必要があります．

■文　献
1 ）Pediatric Nutrition, 8th ed, Ronald E et al（Eds），American Academy of Pediatrics, p 245-271, 449-539, 561-590, 723-773, 2020
2 ）日本臨床栄養代謝学会（編）：日本臨床栄養代謝学会 JSPEN テキストブック，p 571-583，2021
3 ）田中芳明，石井信二：小児外科領域における主な疾患と看護の実際（第 11 回）　小児外科領域での栄養・点滴管理の実際．小児看護 **41**：1206-1210，2018
4 ）田中芳明ほか：小児における静脈・経腸栄養の特殊性．日臨 **68**：522-527，2010
5 ）日本小児栄養消化器肝臓学会（編）：小児臨床栄養学，改訂第 2 版，p 16-19，96-106，2018
6 ）厚生労働省：日本人の食事摂取基準（2020 年版）策定検討会報告書，2019．<https://www.mhlw.go.jp/content/10904750/000586553.pdf>
7 ）Boineau FG et al：Estimation of parenteral fluid requirements. Pediatr Clin North Am **37**：257-264, 1990
8 ）Rigo J et al：Nutritional evaluation of protein hydrolysate formulas. Eur J Clin Nutr **49**（Suppl 1）：S26-38, 1995
9 ）Nozue M et al：How does fortification affect the distribution of calcium and vitamin B1 intake at the school lunch for fifth-grade children. J Nutr Sci Vitaminol **59**：22-28, 2013

Ⅱ章　各種状態における栄養学的特徴

2 高齢者

●葛谷　雅文

■ Summary ■

　高齢者では，一般に除脂肪体重（骨格筋量）が減少し，さらに，活動量の低下により基礎代謝量のみならず活動エネルギー量が低下します．後期高齢者（75歳以上）になると体重が減少しやすくなり，また摂食量の低下につながるさまざまな危険因子の集積により，フレイルやサルコペニアのみならず低栄養状態に陥りやすくなります．

　高齢者では肥満による健康障害に対するリスクは成人に比較し軽減する一方で，低栄養状態による死亡，感染症などの新たな疾病発症，身体機能低下，入院・施設入所などのリスクが増加します．成人時代のメタボリック症候群・過栄養対策から高齢者，特に後期高齢者ではフレイル予防・低栄養予防にギアチェンジすることが重要です．

A 高齢者特有の身体的特徴

　加齢とともに身体組成の変化が起こります．個々によりその開始時期，スピード，程度は異なりますが，一般には骨格筋量が減少し，それに置き換わって脂肪量が増えることが知られています．ただし，脂肪量も80歳を越える頃より減少します．体重の変動も個人差が大きいですが，一般的には後期高齢者（75歳以上）では徐々に体重の減少が起こりやすくなります．また，男性・女性とも30歳頃の身長よりも短縮するのが一般的で，80歳までに男性で5cm，女性で6.2cm短縮するとの報告もあります．そのため，実際には体重が30歳から変化しなかったとしても，高齢者では身長が短縮するために体格指数（body mass index：BMI）は増加することになります[1]．さらに，臨床的には高齢期に身長が若い頃から10cm程度短縮する場合もまれではありません．

B 高齢者の栄養に関わるエネルギー代謝

　以前の報告では，1日当たりの総エネルギー消費量は，健康な男性・女性で加齢とともに10年間でそれぞれ164.9kcal/日および102.8kcal/日（男女の体重がそれぞれ75kgと67kgとした場合）減少するとされます（図1）．総エネルギー消費量の減少のうち46％は活動エネルギー消費で，44％を基礎代謝量が占めます．この基礎代謝量の減少は，加齢による除脂肪体重（70％が筋肉）の減少のためだとされています．

　高齢者では，このようにエネルギー消費量が減りますが，それに伴いエネルギー摂取量も減少するのが一般的です．この現象はanorexia of agingともいわれ，消費エネルギー量の減少に伴う食欲自体を低下させる生理的な機構が働くとされています．一方で，も

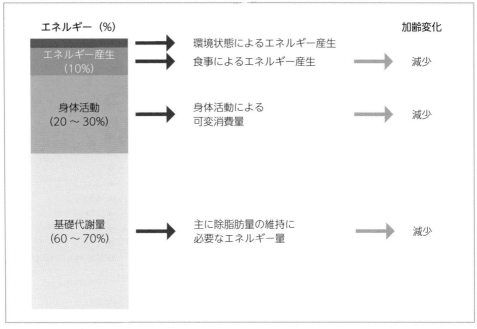

図1 エネルギー消費の加齢変化

し消費エネルギーの低下以上に摂取エネルギー量が減ると，高齢者の体重が減少することとなります．すなわち，体重は消費エネルギー量と摂取エネルギー量の差に依存しています．

C 高齢者の栄養評価

　高齢者の栄養評価では，多数の栄養スクリーニング法が提案されています（表1）．なかには高齢者を対象とした評価法もあります．これらのほとんどは低栄養をスクリーニングするために設計されています．最近では GLIM（global leadership indicator of malnutrition）基準が提案されていますが，これも同様に低栄養を対象としています．

　一方，栄養状態の評価として BMI もよく使用される指標です．BMI は体格の指標であり，正確には栄養状態の指標ではありませんが，体重を反映しており，また BMI のメリットとしては低栄養（低体重）から過栄養状態（高体重）まで連続的に評価ができるというメリットがあります．ただし，上記の通り高齢者では身長の短縮があるために，たとえ体重に変化がなくても BMI の値自体が増加してしまうことに注意が必要です．また，高齢者では心不全，腎不全などで浮腫が存在することがあり，それら体重に影響するような疾病の存在にも注意が必要です．

Ⅱ章　各種状態における栄養学的特徴

表1　高齢者でよく使用される栄養スクリーニング法

1) Mini-Nutritional Assessment (MNA®)
2) MNA®-short form (MNA®-SF)
3) Geriatric Nutritional Risk Index (GNRI)
4) Malnutrition Universal Screening Tool (MUST)
5) Malnutrition Screening Tool (MST)
6) Nutritional Risk Screening (NRS-2002)
7) Controlling Nutritional Status (CONUT)
8) Subjective Global Assessment (SGA)
9) Global Leadership Indicator of Malnutrition (GLIM) criteria

表2　低栄養と関連するさまざまな好ましくないアウトカムの例

- 死　亡
- 感染症（免疫能の低下）
- 褥　瘡
- 治癒力の低下
- 身体機能の低下（ADL障害）
- 貧　血
- 浮　腫
- 転倒・骨折
- フレイル
- サルコペニア
- 骨粗鬆症
- 薬物副作用
- 入院・介護施設入所
- QOLの低下
- 医療費・介護費用の増加

Ⅾ 高齢者の栄養状態と健康障害

1 低栄養と健康障害

　栄養評価ツールで低栄養の判定を受けた高齢者では，死亡，入院，介護施設入所，さらには日常生活動作（ADL）障害（日本では要介護状態）の高いリスクであることは多くの研究から明らかです．また，それ以外に，低栄養は高齢者にとって重要な好ましくない多数のアウトカムと関連があります（表2）．

2 BMIと健康障害との関係

　一般に成人のBMIと死亡リスクとの関係は，ほぼU字型の関係（低値ならびに高値でリスク大）にあることがわかっています．図2はわが国の代表的な2つのコホート研究ならびに7つのコホート研究のプール解析のデータで，登録時のBMI値と観察期間中の死亡に関する相対リスクを表しています[2]．JPHC研究のように，成人ではBMIと死亡リスクとの関係はU字型の関係ですが，高齢者のコホート研究であるJACC研究ではL字型の関係，すなわちBMIが低値だと死亡リスクが上昇していますが，高値ではリスクが上昇していません．ただ，JACC研究ではBMIが $35\,kg/m^2$ のような高度肥満者は含まれていません．日本人高齢者で高度肥満者はきわめて少ないためです．

　また，死亡リスクが少ない最適BMI値は年齢により異なり，さらにBMIの増加に伴う死亡リスクの上昇率が異なっています．高齢になると死亡リスクの最も少ないBMIの値（範囲）は徐々に上昇していき，『日本人の食事摂取基準（2020年版）』では65歳以上の日本人高齢者の死亡リスクが最も少ない至適BMIは $22.5\sim27.0\,kg/m^2$ と報告されています（表3）[2]．また，BMIの上昇に伴う死亡リスクの上昇の程度も，高齢者では低下しているとの報告があります．さらに，地域高齢者を対象とした前向き研究で，高齢者のBMIの上昇，過体重，肥満は死亡リスクではないとの報告も多くありますし，

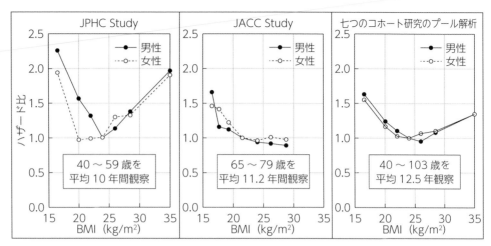

図2 健康な者を中心としたわが国の代表的な2つのコホート研究ならびに7つのコホート研究のプール解析における，追跡開始時のBMI（kg/m²）とその後の総死亡率との関連
図内の□部分：年齢範囲と平均観察期間を挿入.

［日本人の食事摂取基準（2020年版），p56，図4を一部改変し引用］

表3 観察疫学研究において報告された総死亡率が最も低かったBMIの範囲（18歳以上）

年齢（歳）	総死亡率が最も低かった BMI（kg/m²）
18〜49	18.5〜24.9
50〜64	20.0〜24.9
65〜74	22.5〜27.4
75以上	22.5〜27.4

［日本人の食事摂取基準（2020年版）より引用］

　施設や入院中の高齢者では肥満は死亡リスクを軽減するとの報告もあります[3]．ただ，どの臨床現場においても，BMIが18.5 kg/m² 未満では死亡リスクが高いとの報告は一貫しています[3]．

　BMIと身体機能障害（ADL障害）発症とはU字型の関係との報告が多く，日本人の研究でもU字型の関係を認め，最も低いリスクはBMI = 26 kg/m² で，BMIが23〜29 kg/m² が理想的であると報告されています[3]．すなわち，日本では肥満に分類されるBMI ≧ 25 kg/m² に含まれる高齢者は，むしろADL障害のリスクが低いケースがあることに注目すべきです．

③ 内臓脂肪の蓄積ならびにメタボリックシンドローム

　中年成人では，内臓脂肪の蓄積（腹囲やウエスト・ヒップ比などで評価）は明らかに心血管死や全死亡やADL障害のリスクと報告されていますが，高齢者，特に75歳以

表4　高齢者の栄養状態を左右する要因について

社会的要因	疾病要因
●貧　困 ●独　居 ●介護力不足・ネグレクト ●孤独（孤食） ●家事能力の低下（欠如）	●臓器不全 ●炎症・悪性腫瘍 ●歯周病・義歯など口腔内の問題 ●摂食・嚥下障害 ●ADL障害 ●疼　痛 ●消化管の問題（下痢・便秘） ●複数の慢性疾患（multimorbidity） ●薬物副作用・ポリファーマシー
精神的心理的要因	
●認知機能障害 ●う　つ ●誤嚥・窒息の恐怖 ●せん妄	
加齢の関与	**その他**
●嗅覚，味覚障害 ●食欲低下（中枢神経系の関与） ●フレイル・サルコペニア ●消化管運動の減退 ●さまざまな老年症候群	●食形態の問題 ●栄養に関する誤認識 ●誤った栄養状態の評価 ●医療者の誤った指導 ●不十分な食事（栄養）提供 ●不規則な生活パターン

上の後期高齢者では，そのリスクは中年時代と比較して低くなります[3]．

　メタボリックシンドロームの有病率は加齢とともに上昇し，一般に高齢者では成人よりその有病率は高いことが報告されています．成人ではメタボリックシンドロームの存在は全死亡ならびに心血管死に関連する危険因子としてすでに確立されています．しかし，高齢者ではメタボリックシンドロームの存在は総死亡ならびに心血管死のリスクではないとの報告が複数あります．メタアナリシスでは，高齢者でもメタボリックシンドロームの存在は全死亡，心血管死のリスクであるとしていますが，成人に比較するとそのリスクは低いです[3]．以上より，内臓脂肪の蓄積やメタボリックシンドロームは高齢者，特に後期高齢者では中年成人に比較してその健康障害のリスクは低いことを理解ください．

E 高齢者の栄養状態を左右する要因 （表4）

1 社会的要因

　高齢者の健康状態はその生活背景に大きく影響されます．これは高齢者の特徴といってよく，特に一人暮らしでは規則的な食事ができないことや，食事内容が簡素化されたり，食事量自体が低下することも指摘されています．なかには，経済的な問題で必要な食事がとれていないケースもあります．また，十分な移動能力がなければ，買い物に行くことも制限されます．さらに，免許証の返納などにより自家用車の運転ができなくなるなど，歩行以外の移動手段が閉ざされた際にも，公共交通機関などのインフラが整備

されていなければ，食材自体を手に入れることが困難な場合もあります．加えて，孤食状態では食事摂取量が低下するとの報告もあります．したがって，一人暮らしの高齢者も，できるだけ他の友人たちと交わって食事をする機会を増やすことを心掛ける必要があります．

② 精神的・心理的要因

抑うつ状態では食欲が低下するのは成人と同様です．認知症も進行すると先行期の問題などで摂食量自体が減少し，栄養状態は悪化します．また，誤嚥をおそれるために不十分な食事しか摂取しない，させないケースもあります．

③ 加齢の関与

高齢者では嗅覚・味覚が低下しています．味覚障害は，全般的に低下しますが，特に塩味が低下する場合が多く，その原因は加齢そのものによる場合以外にも，薬剤の副作用，亜鉛や鉄などの微量金属欠乏性，全身疾患性，口腔疾患性などがあります．そのため，特に減塩食などを提供すると，味がわからず食事が進まないケースもあります．

また，高齢者では一般に消化管の蠕動機能が低下するといわれています．したがって便秘などを起こしやすくなります．しかし，特別な病気がない限り食事の消化・吸収能は低下しないといわれています．

④ 疾病要因

炎症を伴う疾病では成人も同様ですが，食欲は低下します．高齢者の特徴として，口腔内の問題が摂取量の低下を引き起こすことが多くあります．歯周病，また義歯の不適合，さらには嚥下機能の低下は，高齢者に大変頻度の高い問題です．

高齢者の多くは複数の慢性疾患（multimorbidity）を抱えており，65歳以上では2つ以上または4つ以上の慢性疾患を抱える割合はそれぞれ91.5%，55.6%との報告もあります[4]．このように，慢性疾患を複数持つ割合は加齢とともに増加し，高齢者では2つどころか4つ以上の慢性疾患を同時に抱えていることは決して珍しいことではありません．また，これらの疾患に関して複数の処方がされポリファーマシー状態（一般的には5剤以上の服薬）になっているケースが多くあります．これらの薬により食欲が低下しているケースはまれではありません．

⑤ その他の要因

個々の咀嚼能力，嚥下機能にあっていない食形態の提供により，十分摂食ができないケースがあります．また，たとえば80歳以上の高齢者に生活習慣病を重視するあまり40歳代と同じような食事指導をするなど，年齢を考慮しない医療者の誤った食事指導により栄養障害をきたすケースがあります．これらは，食事を提供する，または指導する介護者や医療者が注意をする必要があります．

表5　フレイルの診断（改訂 CHS-J 基準）

項　目	評価基準
1．体重減少	6ヵ月で 2〜3 kg 以上の体重減少
2．筋力低下	握力：男＜ 28 kg，女＜ 18 kg
3．疲労感	（この 2 週間に）わけもなく疲れたような感じがする
4．歩行速度	通常歩行：＜ 1.0 m/秒
5．身体活動	①軽い運動・体操などをしていますか？ ②定期的な運動・スポーツをしていますか？ 上記いずれも週に 1 回もしていない」と回答

上記の 5 項目のうち，3 項目以上はフレイル，1〜2 項目ならプレフレイル

［荒井秀典（編集主幹）：フレイル診療ガイド 2018 年版，ライフ・サイエンス，2018 を一部改変し引用］

F　フレイル・サルコペニアの問題

　フレイルとは「加齢に伴う症候群（老年症候群）として，多臓器にわたる生理的機能低下や恒常性低下を基盤として，種々のストレスに対して身体機能障害や健康障害を起こしやすい状態」を指します．フレイルの位置づけとしては，適切な介入により可逆的であること，さらに機能（自立）障害にいたる前段階，要介護状態に至る前段階として捉えることができます[5]．

　フレイルの診断は，1）体重減少，2）筋力低下，3）疲労感，4）歩行速度，5）身体活動の 5 項目のうち，3 つ以上に当てはまる場合はフレイルとして診断し，1 つまたは 2 つ該当する場合はフレイル前段階とされるプレフレイルと診断します（表5）．フレイルの存在は将来の転倒，移動障害，ADL 障害，入院，生命予後に関連しており，また要介護状態のリスクになることも報告されています[5]．

　加齢とともに，骨格筋量ならびに筋力が低下することは，以前よりよく知られています．一般的に，70 歳までに 20 歳代と比較すると骨格筋面積は 25〜30％，筋力は 30〜40％減少し，50 歳以降毎年 1〜2％程度，筋肉量が減少するといわれています．筋肉量の減少は，筋線維（細胞）の減少，ならびにひとつひとつの筋線維の萎縮が関連しています．加齢現象として骨格筋量の減少はだれにでも起こりますが，極端に筋肉量が減少し，筋力が低下するとサルコペニアと診断され，「ふらつき」，「転倒」，さらには上記の「フレイル」に密接に関連し，その先には要介護状態が待ち受けています[6]．サルコペニアの診断は，一般には四肢骨格筋量を身長や BMI で補正した骨格筋指数，ならびに筋肉機能（筋力や歩行速度などの身体機能）で診断されます[6]．

　フレイルの診断項目にサルコペニアの診断で使用する筋力と身体機能（歩行速度）が含まれており，サルコペニアはフレイルの 1 コンポーネントとしてとらえることもできます．図3はフレイルの概念図ですが，このなかに基礎代謝量・身体活動エネルギー量の低下，体重減少などがあり，明らかに栄養との関連，特に摂取エネルギーの低下との関連が強く想定できます．さらに，サルコペニアで観察される筋肉の萎縮は骨格筋の筋たんぱく質含量の低下と関連します．筋肉内の筋たんぱく質の合成は食事からのたん

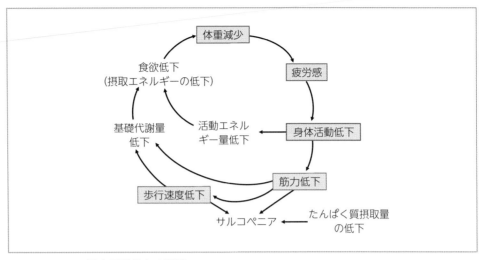

図3　フレイル概念図栄養との関連
□に囲まれた部分は5つのフレイル診断項目

ぱく質の摂取量が重要で，高齢者のサルコペニアの重要な要因として食事からのたんぱく質摂取量の低下が重要視されています．疫学的に高齢者の 10 〜 12% は国が定める推奨たんぱく質量に満たない摂取しかできていないという報告があります．

Ｇ 高齢者の抱える疾病と食事（栄養）療法

　上述の通り，高齢者の多くは複数の慢性疾患（multimorbidity）を抱えています．それぞれの疾患が栄養に関連する場合が多くあり，食事（栄養）療法は多くの疾病にとって，薬剤以上に重要な基本療法です．実際に多くの疾患の診療ガイドラインは，食事（栄養）療法に頁を割いています．しかし，注意が必要なのは，これらのガイドラインは基本的には1人の患者が単一疾患を抱えている場合を想定している指針であることです．決して複数の疾患を同時に抱えている場合を想定しているものではありません．しかし，多数の疾病を抱えている高齢者にどのような栄養療法を実施すればよいかの明確な提言が，現在のところありません．今後，複数の慢性疾患を抱える高齢者の栄養療法に関する研究が必要です．

【おわりに：栄養管理のギアチェンジ】

　中年成人ではメタボリックシンドローム対策，過栄養対策が重要なのはいうまでもありません．ただ，高齢者，特に後期高齢者では肥満の健康障害へのリスクは明らかに軽減し，むしろ体重減少，低栄養，フレイル・サルコペニアとの関連で栄養管理を行う必要があります．メタボリックシンドロームはあくまでも成人（65 歳未満）をターゲットした概念です．一方，フレイルのターゲットは後期高齢者（75 歳以上）です．その間の前期高齢者（65 歳〜 75 歳未満）の栄養管理はグレーゾーンとし，個別対応が必要です．見極めは個々の体重の変動が重要です．体重がなお増加する，または肥満のまま

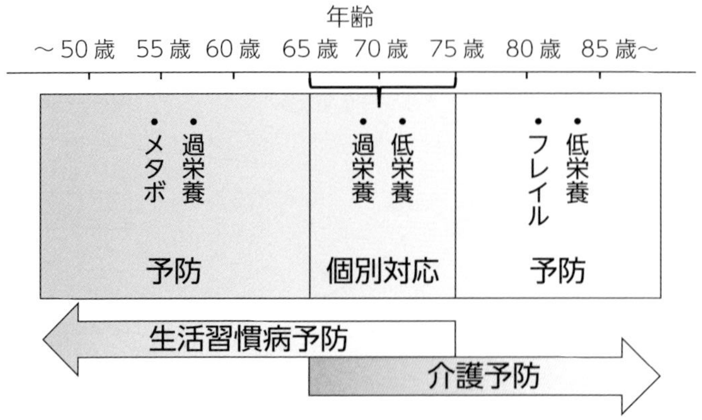

図4　年齢別栄養管理のギアチェンジ
［葛谷雅文：高齢者における栄養管理：ギアチェンジの考え方．日本医事新報4797：41-47, 2016より引用］

維持しているケースはなお，過栄養をターゲットとした栄養管理が，一方で体重が減少し始めている対象者は早めにフレイルをターゲットとした栄養管理にシフトすべきであると思います．このように栄養管理は年齢，ライフステージを考えながら評価，指導することが重要です（図4）[7]．

■文　献

1）Sorkin JD et al：Longitudinal change in the heights of men and women：consequential effects on body mass index. Epidemiol Rev **21**：247-260, 1999
2）日本人の食事摂取基準（2020年版）．<https://www.mhlw.go.jp/stf/seisakunitsuite/bunya/kenkou_iryou/kenkou/eiyou/syokuji_kijyun.html>
3）Kuzuya M：Nutritional status related to poor health outcomes in older people-which is better, obese or lean? Geriatr Gerontol Int **21**：5-13, 2021
4）King DE et al：Multimorbidity Trends in United States Adults, 1988-2014. J Am Board Fam Med **31**：503-513, 2018
5）荒井秀典（編集主幹）：フレイル診療ガイド2018年版，ライフ・サイエンス，2018
6）サルコペニア診療ガイドライン作成委員会（編）：サルコペニア診療ガイドライン2017年版，ライフ・サイエンス，2017
7）葛谷雅文：高齢者における栄養管理：ギアチェンジの考え方．日本医事新報 **4797**：41-47, 2016

3 るい痩

●大村　健二

■ Summary ■

「不健康な体格」からは肥満体を想像する人が多いと思います．しかし，痩せすぎはときに肥満よりも大きな問題になるのです．

るい痩（痩せ）では，体脂肪のみならず骨格筋量が減少します．そのため身体機能が低下し，患者のQOLは損われます．また，るい痩はさまざまな疾患の予後を悪化させることが判明しています．さらに，骨格筋量の減少は，手術後の重篤な合併症の頻度増加や，がんの化学療法の用量制限毒性の頻度増加をもたらします．医療行為が原因となってるい痩がもたらされることもまれではありません．病的な痩せ，るい痩の予防と治療は，医療行為のなかでも基本的かつ重要なパートといえるのです．

A るい痩とは

体格指数（BMI）18.5 kg/m^2 未満がるい痩（痩せ）と判定されます．臨床的に問題となる高度のるい痩はBMI 16.0 kg/m^2 未満です．るい痩をきたす病態を表1に示します．一般に肥満は骨格筋量の増加を伴わない体脂肪量の増加を指しますが，るい痩は骨格筋量と体脂肪量の双方が減少した状態です．

BMIによってるい痩と判定されなくても，企図しない体重減少が1ヵ月で5%，もしくは6ヵ月で10%に及んだ場合，有意な体重減少と判定し，栄養療法の適応となります．

B るい痩の基本像と悪液質

るい痩の基本像はマラスムス（malasmus）です．長期間にわたってエネルギー摂取量の不足，飢餓状態が継続した状態で，同時にたんぱく質の欠乏もみられます．protein energy wasting（PEW）は，マラスムスとほぼ同義と考えてよいでしょう．

一方，さまざまな器質的疾患を背景に発生する複雑な代謝異常によって体重が減少した状態が悪液質（cachexia）です．2007年に欧米のエキスパートによるコンセンサス会議で「悪液質は基礎疾患に関連して生ずる複合的な代謝異常の症候群で，脂肪組織の減少の有無に関わらず，筋肉量の減少を特徴とする．臨床症状として成人では体重減少，小児で成長障害がみられる」と定義づけられました．Evansらは，悪液質を「過去12ヵ月での5%を超える体重減少に加え，①筋力低下，②疲労，③食欲不振，④低 free fat mass index，⑤炎症マーカー［C反応性たんぱく（CRP），インターロイキン-6（IL-6）など］の増加・貧血または低アルブミン血症の5つのうち3つ以上を満たすもの」と定義しました．

表1　るい痩をきたす疾患

1. 摂取エネルギー減少			
A. 食欲低下	中枢神経疾患		うつ病，神経性食思不振症，統合失調症，脳腫瘍など
	消化器疾患		口腔内疾患，食道・胃・小腸・大腸などの消化管の炎症や潰瘍，悪性腫瘍などの疾患，慢性膵炎，膵臓がん，肝硬変など
	全身性疾患		感染症，悪性腫瘍，消耗性疾患
B. 消化吸収障害		消化酵素分泌低下（肝・胆道・膵疾患），慢性下痢（腸結核などの腸管感染症，クローン病，AIDSなど），たんぱく漏出性胃腸症，膵腫瘍（ゾリンジャー・エリソン症候群，WDHA症候群）	
2. エネルギー代謝・利用障害			
インスリン分泌低下を伴う糖尿病			
3. エネルギー消費亢進			
甲状腺機能亢進症，褐色細胞腫，発熱性疾患（肺結核，AIDSなど）			
4. その他			
アルコール依存症，筋萎縮性疾患			

［浅原哲子ほか：るい痩．内科学，第11版，矢崎義男（総編集），朝倉書店，p101-102，2017より引用］

　一方，器質的な疾患を伴わないマラスムスには，神経性食思不振症による摂食拒否，認知症患者やアルコール依存症にみられる摂食行動異常によるものなどがあります．また，高齢者の独居に起因する不十分な摂食もマラスムスを引き起こします．

　マラスムスに伴う骨格筋と体脂肪といった貯蔵燃料の減少は，疾病に罹患した際の回復力の低下をもたらします．さらに，低栄養のため免疫能の低下もみられます．したがって，肥満が生活習慣病を引き起こして長い間に身体を蝕む"long-term killer"であるのに対し，るい痩は短い間に命を脅かす"short-term killer"といえるのです．

Ｃ　るい痩（マラスムス）にみられる代謝変動

　マラスムスでは，生体の恒常性を維持するためにさまざまな代謝の適応が生じます．飢餓に陥った当初から糖新生と脂肪新生は停止し，一方で解糖系と中性脂肪の分解が亢進します．中性脂肪は体内で最大の貯蔵エネルギーで，その分解で脂肪酸とグリセリンが得られます．グリセリンは糖新生の材料ですが，中性脂肪のエネルギーに占める割合はわずかです．そのため，飢餓時の糖新生には主として体たんぱくの分解で得られたアミノ酸が用いられるのです．

　マラスムスでは体たんぱくの分解が継続する一方，合成も抑制され体たんぱくの喪失を可及的に防止するシステムが機能します．また，グルコース消費量を減少させるため，脳は平常時には燃料に用いないケトン体を燃やすようになります．ケトン体は脂肪酸のβ酸化で得られたアセチルCoAから肝臓で生成されます．なお，ケトン体の燃焼にも

オキサロ酢酸が必要であるため，糖原性アミノ酸の消費（燃焼）は継続することになるのです．

D 骨格筋量減少の悪影響

るい痩でみられる骨格筋量の減少は，特に大きな問題です．筋力の減少は身体機能の低下をもたらし，QOL が損われます．さらに，骨格筋は体を動かす運動器であるのみならず，身体を好ましい状態に導く「臓器」であることが示されています．たとえば，運動量が多い人，骨格筋をよく使う人はさまざまながんに罹患するリスクが低くなります．また，運動によってうつ状態が解消され，食欲が増すことも示唆されています．さらに，運動によって筋肉から分泌されるサイトカイン（ミオカイン）が白色脂肪細胞を褐色脂肪細胞に変え，寒さに強い体を作ることも示されています．骨格筋量の減少から運動量が減れば，このような恩恵から遠ざかることになります．

骨格筋の量は医療行為にも影響を及ぼします．骨格筋の量が少ないと手術の合併症やがん化学療法の副作用（有害事象）が増加し，治療成績も悪化するのです．さらに，がんや慢性腎臓病（CKD），慢性心不全（CHF），閉塞性肺疾患（COPD）などでは，痩せは予後を悪化させる因子であることが判明しています．

E 疾患に伴うるい痩（悪液質）

1 がん悪液質（cancer cachexia）

a 機 序

がんの存在が引き起こす代謝・栄養障害の機序を表2に示します．がんは無秩序に増殖し，周辺の臓器・器官を圧迫・破壊する点が正常組織と大きく異なります．また，ある程度大きくなると自身も中心部から壊死に陥ります．胃がんや大腸がんにみられるクレーターも，壊死に陥った部分が脱落して形成されたものです．

（1）消化管の通過障害

食道がんや胃がん，大腸がんによる消化管内腔の狭窄・閉塞は消化管内容の通過を障害し，経口的な栄養の摂取を妨げます．また，腹膜播種が高度になるとしばしば腸管，とりわけ小腸の動きが障害され，内腔が閉塞していないのに消化管内容の肛門側への移動が妨げられます．このような状態では，適切な栄養療法を施行しなければ栄養状態の悪化は必発です．さらに，すい臓がんや胆道がんによる膵液や胆汁の分泌障害は，食物の消化・吸収を妨げます．

（2）がんからの血液・体液の喪失

がん組織は脆弱で，表面から血液や体液の漏出をきたします．失われた血球成分，血漿たんぱくが造血やたんぱく合成で補われなかった場合，貧血や低たんぱく血症が進行します．

（3）瘻孔形成

がんは周囲の臓器に浸潤し，その結果，原発臓器と被浸潤臓器との間にしばしば瘻孔

表2　がんの存在が引き起こす代謝・栄養障害の機序

```
1. 管腔臓器・器官の圧迫・閉塞
    消化管内容の通過障害（食道がん，胃がん，大腸がんなど）
        →嚥下障害，嘔吐，イレウス
    膵液・胆汁の通過障害（膵がん，胆管がんなど）
        →閉塞性黄疸，閉塞性膵炎
2. 周辺臓器や組織，器官への浸潤・破壊
    消化管出血（胃がん，大腸がんなど）
        →下血，吐血，貧血
    消化管内腔への体たんぱくの喪失（胃がん，大腸がんなど）
        →低たんぱく血症
    病的交通（瘻）の形成
        → 直腸腟瘻，直腸膀胱瘻，消化管皮膚瘻
3. 播種性転移の形成
    腹膜播種性転移による腹水貯留
        →経口摂取量の減少，低たんぱく血症
4. 遠隔転移巣の形成
    肝転移による肝臓組織の圧迫，破壊，置換
        →肝機能障害，黄疸
```

が形成されます．瘻孔周囲には炎症を伴うことが多く，瘻孔を通じての消化管内容の他臓器内への流入も炎症を惹起します．炎症に伴う一連の生体反応，異化の亢進は，栄養状態の悪化に拍車をかけます．

b 判　定

　がん悪液質の判定には，体重減少やBMIが用いられます．食欲不振やがんが誘発した代謝異常が認められても体重の減少が5%以下に留まれば前悪液質と判定されます．一方，体重減少が5%以上に及ぶかBMIが20 kg/m² 未満かつ体重減少が2%超，もしくはサルコペニアに陥っており体重減少が2%超であればがん悪液質と判定されます．このように，がん悪液質であるか否かは体重の減少の程度とBMI，および骨格筋量と筋力，身体機能によって判定されるのです．

　なお，がん悪液質が進行すると，早晩各種治療に反応しない不可逆的悪液質の状態になります．不可逆的悪液質ではサイトカインが引き起こす食欲不振，倦怠感などの症状，各種代謝異常が高度になり，徐々に積極的な治療の適応がなくなっていきます．

c がん治療による栄養状態の悪化

　がんの治療は，しばしば栄養状態を悪化させます．がんの治療を安全・確実に施行するために，治療に伴う栄養状態の悪化をできるだけ防がなくてはなりません．

(1) 手術後にみられる体重の減少

　食道切除術や胃切除術では，術後に摂食量の減少からほぼ全例に体重の減少を認めます．たとえば，幽門側胃切除術後にはおよそ10%，胃全摘術後には15%の体重減少を認めます．胃切除術後の体重減少には胃の容量減少，胃の喪失による摂食量の減少やグレリンの分泌量減少による食欲の低下などが関与します．膵臓切除術後にも膵の内外分泌能の低下，胃内容排出遅延などが原因で高率に体重の減少を認めます．

(2) がん化学療法の有害事象による体重の減少

　がんの化学療法では，有害事象としてしばしば食欲不振，悪心・嘔吐，下痢などの消

化管毒性が認められます．体重や骨格筋量の減少が高度な症例では，このようながん化学療法の有害事象が高度になり化学療法の完遂率が低下します．さらに，術後補助化学療法の完遂率低下は予後の悪化に帰結します．したがって，術後の化学療法中は患者の体重の減少防止に努める必要があるのです．しかし，有害事象共通用語基準v5.0（CTCAE v5.0）では，ベースライン（化学療法開始時）から5〜10％未満の体重の減少はグレード1，すなわち臨床的に問題のない体重減少と判定されます．胃切除術の場合，術前と比較して術後補助化学療法開始時には既に5〜10％体重が減少していることもまれではありません．がん化学療法中の体重減少には，グレードにとらわれない早期の適切な対処が求められます．

❷ 心臓悪液質（cardiac cachexia）

ⓐ 病　態

　CHFにみられる低栄養状態に心臓悪液質があります．米国心不全学会科学声明委員会は，心臓悪液質を「6〜12ヵ月で7.5％を超える意図しない，また浮腫の軽減ではない体重減少」と定義しています．適切な外来治療を受けている非糖尿病CHF症例の10.5％に5％を超える体重減少を認めたとの報告もあります．

　特に，高齢の心不全患者では，低栄養は創の治癒遅延から術後合併症の増加，手術死亡率の増加を招きます．さらに，心臓悪液質ではQOLの低下，薬物反応性の低下および予後の悪化が認められます．

　CHF症例はDMやCKDなどの他疾患を併存していることが多く，多数の因子が心臓悪液質の発症に関与します．また，CHFに伴う炎症性サイトカインレベルの上昇は腸管上皮にも炎症を惹起し，腸管壁の浮腫・腸内細菌叢の乱れなどから吸収が阻害されるのです．

　CHF症例には，ほぼ例外なく利尿薬が処方されていますが，利尿薬はビタミン B_1，B_2，B_6 などの水溶性ビタミンの尿中排泄を促進します．そのため，摂食量の減少から体重が減少したCHF症例に胸水の増加，心不全症状の悪化などを認めた場合にはビタミンB群，とりわけビタミン B_1 の欠乏を疑う必要があります．

ⓑ 治療（栄養療法）

　Rozentrytrら[1]は，駆出率（EF）が30％以下で過去6ヵ月間に7.5％以上の浮腫の改善ではない体重減少を認めた症例を対象として，心臓悪液質に対する栄養療法の効果を検討しました．その結果，高カロリー（＋600 kcal/日）・高たんぱく（＋20 g/日）の食事を摂取した群（$n = 23$）では対象群と比較して有意な体重の増加，QOLの向上，血中TNF-αレベルの低下，血清総コレステロール値の上昇を認めました．

　心臓悪液質に特有な治療法の開発として，コエンザイムQ10（CoQ10）とクレアチン投与の有効性が検証されています．しかし，CoQ10/クレアチン投与の有効性については再現性の確認が必要です．

　通常，心筋の主な燃料は脂肪酸です．そのため，ミトコンドリアが脂肪酸を取り込む際に必須であるカルニチンの投与が心臓悪液質の改善に有効である可能性があります．しかし，虚血性心疾患や心肥大をきたす疾患で，心筋はしばしばエネルギー産生系をクエン酸回路（TCAサイクル）から解糖系に切り替えます．心筋のエネルギー産生系の

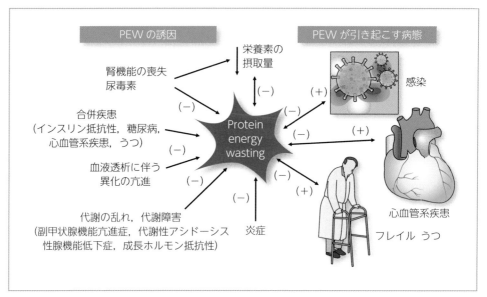

図1　慢性腎臓病（CKD）における protein energy wasting（PEW）の病因と結果

［Ikizler TA et al：Prevention and treatment of protein energy wasting in chronic kidney disease patients：a consensus statement by the International Society of Renal Nutrition and Metabolism. Kidney Int **84**：1096-1107, 2013 より引用］

賦活化を企図した薬物療法の施行には心筋のエネルギー産生系の確認が必要です．

3 腎臓悪液質（kidney cachexia），PEW（protein-energy wasting）

a 病　態

　CKD 患者にみられる栄養状態の悪化は腎臓悪液質，PEW などと呼ばれます．欧米の論文を中心に PEW という語句が定着しているため，本項では PEW を用いることにします．

　主観的包括的評価（subjective global assessment：SGA）などを用いたスクリーニングでは，PEW の有病率はステージ 1 ～ 2 で 2％未満，ステージ 3 ～ 5 で 11 ～ 46％と病期の進行に伴って増加していました．

　CKD に伴う体重減少の原因を図 1 に示します[2]．維持血液透析を受けている末期腎臓病（ESRD）では，食欲不振が主因となって栄養状態の悪化，体重の減少をきたします．食欲不振は血中の尿毒素レベルの上昇，透析に伴う炎症，アシドーシスなどが引き起こします．腹膜透析（PD）では，腹腔内への透析液注入による早期満腹感も食思不振に関与します．さらに，アミノ酸や一部のペプチド，ビタミン，微量元素，ブドウ糖などの透析液中への喪失は，PEW のリスクを一層高めます[2]．

　身体機能，とりわけ下肢機能が低下している CKD 症例の予後は不良です．すなわち，PEW に陥った CKD 症例には QOL の低下と不良な予後の双方がもたらされるのです．

b 治療（栄養療法）

　CKD 症例に対する腎機能の低下防止を目的としたたんぱく制限については，2 型糖尿病に併発した CKD には効果がないとのメタアナリシスの結果が報告されました[3]．

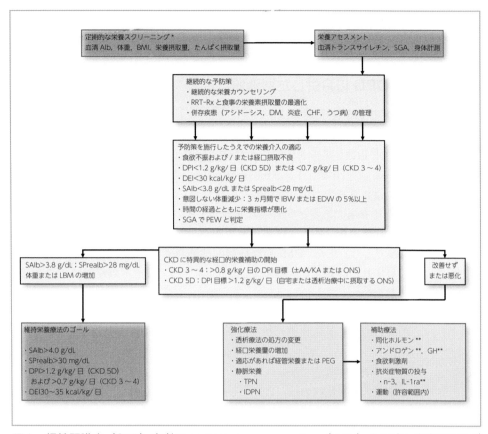

図2 慢性腎臓病（CKD）患者の protein energy wasting（PEW）の予防と治療のアルゴリズム

＊最低3ヵ月に1回，理想的には毎月施行　＊＊わが国では使用できない．

AA/KA：アミノ酸／ケト酸，BMI：体格指数，CHF：うっ血性心不全，CKD：慢性腎臓病，DEI：食事エネルギー摂取量，DM：糖尿病，DPI：食事性たんぱく質摂取量，EDW：推定乾燥重量，GH：成長ホルモン，IBW：理想体重，IDPN：透析時静脈栄養，IL-1ra：インターロイキン-1受容体拮抗薬，LBM：除脂肪体重，ONS：経口的栄養補助，PEG：経皮内視鏡的胃瘻造設術，PEW：protein energy wasting，RRT-Rx：腎代替療法の処方，SAlb：血清アルブミン，SGA：主観的包括的評価，SPrealb：血清プレアルブミン，TPN：中心静脈栄養．

［Ikizler TA et al：Prevention and treatment of protein energy wasting in chronic kidney disease patients：a consensus statement by the International Society of Renal Nutrition and Metabolism. Kidney Int 84：1096-1107, 2013 より引用］

　一方，CKD症例に対する低たんぱく食の有効性を主張する意見も依然としてあります．長期間にわたるたんぱく制限の困難さがたんぱく制限の効果を不明確にしている可能性も考えられます．

　一方，PEWに陥るとQOLの低下，予後の悪化は明らかですので，CKDの診療における PEW 対策はきわめて重要です．CKD患者における PEW の予防と治療のアルゴリズムを図2に示します[2]．PEW の治療では，たんぱく制限の解除と十分なエネルギーの投与が中心となります．また，PEW の予備軍の増加を防止するためには，CKD の診療におけるたんぱく制限の限定的な効果を認識すべきです．成書にあるCKD症例およ

び維持血液透析症例に推奨される栄養素の摂取量は最低限の摂取量であり，安全な摂取量ではありません．特に，体たんぱく合成に関して血漿アミノ酸の閾値が上昇している高齢者では早期のたんぱく制限解除も検討すべきです．

4 COPD に合併した悪液質

a COPD の予後予測

COPD では低い BMI は予後を悪化させることが広く認識されており，予後を予測する BODE 指数が提唱されています［B：BMI, O：airflow obstruction（気道閉塞度），D：dyspnea（呼吸困難），E：exercise capacity（運動能力）］．さらに近年，Evans らの定義，あるいは体重減少率から判定した悪液質が COPD の予後予測に BODE 指数と同等かそれ以上に有用であると報告されました．それによると，1,483 名の COPD 症例のうち Evans らの定義，あるいは体重減少率から判定した悪液質の有病率はそれぞれ 4.7％，10.4％でした．また，BMI や肺機能とは無関係に Evans らの定義，あるいは体重減少率のいずれかによって判定された悪液質症例は，非悪液質症例の 3 倍以上の死亡率を示しました[4]．

b 病態への影響

COPD にみられる体重の減少は，サイトカインや呼吸困難による食欲の低下に加え，呼吸筋におけるエネルギー消費量の増大に起因します．気道抵抗が増大するため，COPD 患者の呼吸筋で消費されるエネルギーは 200 kcal/日以上で，健常人の 10 倍に及びます．低栄養状態では，負荷のかかった呼吸筋において筋たんぱくの崩壊が起こり，呼吸筋の萎縮によって呼吸困難が増悪する悪循環に陥ります．

c 治療（栄養療法）

COPD に合併した悪液質に対しても栄養療法の有用性が証明されています．なお，栄養状態の不良な高齢者や慢性疾患を合併する症例には 1.2 ～ 1.5 g/kg/日のたんぱく質の投与が勧められます．また，COPD 患者の体重の維持には 30 kcal/kg/日，体重を増加させるためには 45 kcal/kg/日のエネルギーの投与が必要です[5]．

■文　献
1）Rozentryt P et al：The effects of a high-caloric protein-rich oral nutritional supplement in patients with chronic heart failure and cachexia on quality of life, body composition, and inflammation markers：a randomized, double-blind pilot study. J Cachexia Sarcopenia Muscle **1**：35-42, 2010

2）Ikizler TA et al：Prevention and treatment of protein energy wasting in chronic kidney disease patients：a consensus statement by the International Society of Renal Nutrition and Metabolism. Kidney Int **84**：1096-1107, 2013

3）Rughooputh MS et al：Protein Diet Restriction Slows Chronic Kidney Disease Progression in Non-Diabetic and in Type 1 Diabetic Patients, but Not in Type 2 Diabetic Patients：A Meta-Analysis of Randomized Controlled Trials Using Glomerular Filtration Rate as a Surrogate. Plos One **10**：e0145505, 2015

4）McDonald MN et al：It's more than low BMI：prevalence of cachexia and associated mortality in COPD. Respir Res **20**：100, 2019

5）Collins PF et al：Nutritional support in chronic obstructive pulmonary disease（COPD）：an evidence update. J Thorac Dis **11**（Suppl 17）：S2230-2237, 2019

4 肥　満

● 濵田　康弘

■ Summary ■

　現在，脂肪組織が過剰に蓄積した身体状態である「肥満」と，肥満のなかで健康障害を合併し医学的に減量を必要とする「肥満症」とが明確に区別されています．さらに，BMI 35 kg/m² 以上で肥満に起因ないし関連し減量を要する健康障害を伴う場合，新たに「高度肥満症」と定義されるようになり，治療の対象であることがより明確になっています．

　肥満症においては，食事療法，運動療法，行動療法，薬物療法，外科療法が用いられます．また，最近では，サルコペニアと肥満との併存を意味するサルコペニア肥満といった概念や，疾患リスクは高い一方で，罹患した後は予後良好という obesity paradox という概念も知られています．

A 肥満の定義・診断

1 肥満と肥満症

　肥満とは，摂取エネルギーと消費エネルギーのアンバランスを特徴としたエネルギー代謝異常により体脂肪が過剰に蓄積された状態で，体格指数（body mass index：BMI）25 kg/m² 以上がその判定基準となっています．本来，肥満を科学的に診断するためには体脂肪量の測定が必要で，この体脂肪測定法には生体電気インピーダンス分析法（bioelectrical impedance analysis：BIA）や，X 線を使用した二重エネルギー X 線吸収測定法（dual energy X-ray absorptiometry：DXA）などがありますが，正確かつ簡易に測定できる方法というわけではないので，実地臨床の場では，体脂肪組織量によく相関するとされる BMI が肥満の判定基準として用いられています．わが国における肥満の診断基準は表 1 のとおりです[1]．わが国の国民健康・栄養調査報告[2] によると，BMI ≧ 25 kg/m² の男性は 32.2％，女性は 21.9％であるのに対して，BMI ≧ 30 kg/m² の割合は 3.8％で，高度な肥満が少ないという特徴があります．

　日本人では皮下脂肪の蓄積が相対的に少なく，内臓脂肪や脂肪組織以外に脂肪が蓄積する異所性脂肪が蓄積しやすいことから肥満に対する耐性が弱いと考えられています．そこで，日本肥満学会では，治療の必要がある肥満とそうではない肥満を明確にするために，肥満に関連して発症する健康障害を有し，医学的に減量の必要な状態を「肥満症」と定義しています[1]．肥満症を診断するのは，減量による医学的なメリットのある人を選び出し，医学的に適切な治療管理を行うためです．肥満症患者は複数の疾患を合併することが多い一方で，減量治療によりそれらが改善することが知られています．

　『肥満症診療ガイドライン 2016』では，肥満症とは肥満と診断されたもののうち，①

表1　肥満度分類

BMI（kg/m^2）	判定	WHO基準
＜18.5	低体重	Underweight
18.5 ≦～＜25	普通体重	Normal range
25 ≦～＜30	肥満（1度）	Pre-obese
30 ≦～＜35	肥満（2度）	Obese class Ⅰ
35 ≦～＜40	肥満（3度）	Obese class Ⅱ
40 ≦	肥満（4度）	Obese class Ⅲ

注1）ただし，肥満（BMI ≧ 25）は，医学的に減量を要する状態とは限らない．
　　なお，標準体重（理想体重）はもっとも疾病の少ない BMI 22 を基準として，標準体重（kg）＝身長（m）^{2} × 22 で計算された値とする．
注2）BMI ≧ 35 を高度肥満と定義する．

［日本肥満学会（編）：肥満症診療ガイドライン 2016，表A，p xii，2016 より許諾を得て転載］

表2　肥満症の診断基準に必須な健康障害

1. 耐糖能障害（2 型糖尿病・耐糖能異常など）
2. 脂質異常症
3. 高血圧
4. 高尿酸血症・痛風
5. 冠動脈疾患：心筋梗塞・狭心症
6. 脳梗塞：脳血栓症・一過性脳虚血発作（TIA）
7. 非アルコール性脂肪性肝疾患（NAFLD）
8. 月経異常・不妊
9. 睡眠時無呼吸症候群（SAS）・肥満低換気症候群
10. 運動器疾患：
　　変形性関節症（膝，股関節）・変形性脊椎症，手指の変形性関節症
11. 肥満関連腎臓病

［日本肥満学会（編）：肥満症診療ガイドライン 2016，表 B-1，p xii，2016 より許諾を得て転載］

肥満に起因ないし関連し，減量を要する（減量により改善する，または進展が抑制される）健康障害（表2）[1] を有するもの，または②健康障害を伴いやすい高リスク肥満として，ウエスト周囲長によるスクリーニングで内臓脂肪蓄積が疑われ，腹部 CT 検査（CTで測定した内臓脂肪面積が ≧ 100 cm^2）によって確定された内臓脂肪型肥満のいずれかの条件を満たす場合に肥満症と診断しています．

2 高度肥満症

　2016 年，BMI 35 kg/m^2 以上で，肥満に起因ないし関連し減量を要する健康障害を伴う場合，新たに「高度肥満症」と定義し，治療の対象であることがより明確化されました．高度肥満症は内科的治療に抵抗性であることが多く，生命予後も不良であることが明らかとなっています．高度肥満症で特に注意すべき病態として，睡眠時無呼吸症候群，心不全，腎機能障害，皮膚疾患，運動器疾患，精神的問題などがあげられます．一方で，BMI ≧ 35 kg/m^2 であっても，健康障害，内臓脂肪蓄積ともになく，減量治療の対象とならない場合もあります．これは「高度肥満」となります．以上をまとめると，図1に示す肥満症診断のフローチャートとなります[1]．

B 肥満症の減量目標・治療目標

　肥満症の治療目的は，BMI 25 kg/m^2 以下に減量することではなく，減量治療で体重を減らして肥満に伴う健康障害を改善することにあります．肥満症の診断基準を満たす人を対象とした臨床研究によると，1 ～ 3％の減量で LDL- コレステロールや HDL- コレステロール，中性脂肪（トリグリセリド），ヘモグロビン A1c，肝機能は有意に改善し，3 ～ 5％の減量で血圧，尿酸，空腹時血糖が有意に改善したと報告されました[3]．一方で，

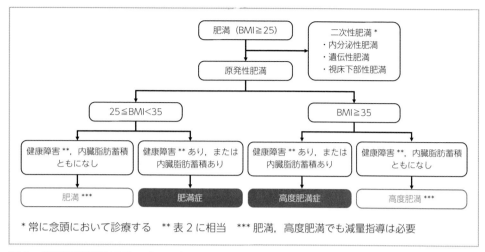

図1 肥満症診断のフローチャート

[日本肥満学会（編）：肥満症診療ガイドライン2016，図A，p xiii，2016より許諾を得て転載]

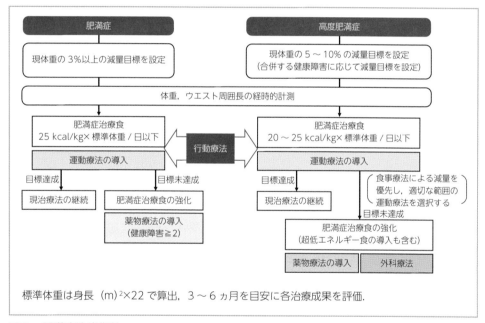

図2 肥満症治療指針

[日本肥満学会（編）：肥満症診療ガイドライン2016，図E，p xvii，2016より許諾を得て転載]

高度肥満症では5～10％以上の減量が必要で，合併する疾患によっては，さらに大幅な減量も必要となります．

　このような知見から，現在，健康障害改善のための減量目標は，3～6ヵ月間でBMI≧25 kg/m²の肥満症で現体重の3％，BMI≧35 kg/m²の高度肥満症では5～10％となっています（図2）[1]．食事療法，運動療法，行動療法などが治療の中心ですが，高度肥満

症では薬物療法，外科療法も選択肢となりえます[1]．

C 肥満症の治療

1 食事療法

　体重減少のためには，摂取エネルギーを消費エネルギーより減らすことが必要で，食事療法では摂取エネルギーの制限が基本となります．

　『肥満症治療ガイドライン 2016』では，摂取エネルギー量算定の基準は 25 ≦ BMI ＜ 35 kg/m^2 の場合で 25 kcal/kg ×標準体重/日以下を，また BMI ≧ 35 kg/m^2 の高度肥満症の場合では 20 〜 25 kcal/kg ×標準体重/日以下を目安とすることが推奨されています．また，たんぱく質，脂質，糖質の配分も考慮すべきで，総摂取エネルギーの 15 〜 20％をたんぱく質，20 〜 25％を脂質，50 〜 60％を糖質とすることが推奨されています．その他，ミネラルやビタミンの不足にも注意が必要です．

　糖質制限の有効性も多数報告されていますが，短期的には問題ないものの，長期的には安全性が未確認です．また，たんぱく質の不足は筋肉量の低下にもつながるため，摂取エネルギー量が低くても，たんぱく質は標準体重 1 kg あたり 1.0 〜 1.2 g を確保する必要があります．

　高度肥満症では，20 〜 25 kcal/kg ×標準体重/日以下を目安とした低エネルギー食（low calorie diet：LCD）や，減量が得られない際にはさらに 600 kcal/日以下の超低エネルギー食（very low calorie diet：VLCD）を選択する場合もあります．特に，1,000 kcal/日未満では，たんぱく質，ビタミン，ミネラルが不足しやすく，安全に施行するためには，1 食あたりの栄養量として，エネルギーが 200 kcal 前後，必須アミノ酸を含む動物性主体のたんぱく質が 20 g 前後，ビタミンやミネラルは 1 日必要量の 1/3 量が含まれているフォーミュラ食の利用も有効な手段となります．VLCD は高度な体脂肪分解に伴い高ケトン血症になるため，水分管理を含めた厳重な管理が必要となるほか，消化器・循環器・精神症状などがみられることも多いことから，原則として医師の管理下で入院治療となります．

2 運動療法

　運動療法は減量および減量体重の維持に効果があります．エネルギー消費量の増加が体重減少につながるため，まずは活動量の増加が重要になります．一方で，動脈硬化の既往や代謝性疾患の合併症がある場合，高齢者などでは十分な配慮が必要です．また，肥満者では骨や関節への負担が大きい点にも注意が必要です．高度肥満症患者でも基本的な考え方は同じですが，運動療法が実践困難な例も数多く存在します．

　『肥満症治療ガイドライン 2016』では，遊離脂肪酸を使用する有酸素運動を主体とし，加えてレジスタンス運動，ストレッチ，コンディショニングなどを併用することが望ましいとされています．特にレジスタンス運動は，減量中の骨格筋量の減少を抑制する効果が確認されており有用です．運動時間は「1 日合計 30 〜 60 分，週 150 〜 300 分の実施が望ましいが，10 分未満の中強度運動の積み重ねでもよい」とされていて，短時間

の運動でも積み重ねていくことで運動の効果が期待できます.

3 行動療法

　肥満症患者では，程度の差はあっても間食，ストレス誘発性食行動，過食，偏食，早食いといったさまざまな食行動の異常を伴うことが多いです．これらの是正のために行動療法が用いられます．行動療法は，問題点の抽出，分析を行い，それに基づき生活習慣や食行動を修正して，その状態を継続するといった流れになります．ガイドラインで紹介されている技法としては，食行動質問票を用いて介入対象となる食行動を明確化することや，グラフ化体重日記を用いたセルフモニタリング，早食いの抑制と空腹感への対処法としての30回咀嚼法があります．ただ減量は可能でも，長期的にみるとほぼすべての治療で体重の再増加がみられてしまうのが現状です.

　高度肥満症においては，精神的な問題を抱えている症例も多く，治療からの離脱やリバウンドも多くみられます．画一的な治療では脱落率も高くなるため，精神科医や臨床心理士と連携をとりながら，患者個々人の背景を理解し，無理のない治療を行うことが重要です.

4 薬物療法

　薬物療法は3ヵ月以上の食事療法，運動療法，行動療法を行っても有効な減量が得られず，この先も減量の見込みがない，または合併疾患が重篤であり急速な減量が必要であるといった症例で考慮されます．肥満症治療薬は，①中枢性食欲抑制薬，②吸収阻害薬，③代謝促進薬に分類されますが，わが国では高度肥満症患者において，中枢性食欲抑制薬であるマジンドール（商品名：サノレックス®）が保険適用となっているのみです.

5 外科療法

　高度肥満症で内科的治療に抵抗性の場合は，外科療法も選択肢となりえます．肥満症外科療法は長期的に減量を維持でき，肥満関連健康障害の改善も良好であることが数多く報告されており，減量を主目的とする bariatric surgery と糖尿病などの代謝異常の改善を主目的とする metabolic surgery に分けられます．ガイドラインでは，bariatric surgery の適応は，①18〜65歳の原発性肥満で，②6ヵ月以上の内科治療で有意な体重減少および肥満関連健康障害の改善が認められない，③ BMI ≧ 35 kg/m^2 以上の高度肥満と定められています．また，metabolic surgery の場合は，① BMI ≧ 32 kg/m^2 以上で，②糖尿病または糖尿病以外の2つ以上の肥満関連健康障害を有する患者と定められています[4].

　肥満外科手術の術式としては，胃を小さく形成することで摂取量を抑制する方法と，消化管（小腸）をバイパスすることで消化吸収を抑制する方法のいずれか，または，両者の組み合わせにより，体重減少を図るという考え方に基づいています．ただし，現在，わが国で保険収載されている術式は，胃大彎側を約80％切除して胃をスリーブ（袖）状の胃管に形成する食事摂取制限手術である腹腔鏡下スリーブ状胃切除術（laparoscopic sleeve gastrectomy：LSG）のみです.

D サルコペニア肥満

　サルコペニア肥満は，骨格筋量の減少を意味する「サルコペニア」と「肥満」との併存を意味する概念です．サルコペニア肥満は運動機能の低下のみならず，種々の疾病リスクを抱えた状態で，サルコペニア肥満と慢性炎症との関連や心血管イベントとの関連性について報告されています．ただし，サルコペニアの診断は欧州ワーキンググループ（EWGSOP）やアジアワーキンググループ（AWGS）の基準などに従って行うことができますが，どの程度以上の肥満を合併した場合をサルコペニア肥満とするかについては，コンセンサスと呼べるような判定基準はありません．また，サルコペニア肥満では，皮下脂肪や内臓脂肪の増加が認められるほか，筋肉の内部に脂肪組織が入り込む筋肉間脂肪組織（intramuscular adipose tissue：IMAT）が認められます．これは，細胞レベルでみると，筋細胞の外側に脂肪が蓄積していることから，筋細胞外脂肪（extramyocellular lipid：EMCL）とも呼ばれています．

　サルコペニア肥満の管理としては，①筋肉量を減少させない減量，②食事によるたんぱく質摂取量の増加，③筋量増加のためのレジスタンス運動とインスリン抵抗性や体脂肪量減少のための有酸素運動の実施の3点が示されています[5]．ただし，栄養介入については十分なエビデンスがありません．

　サルコペニアに類似する概念としてダイナペニア（加齢に伴う筋力低下を示すもの）があり，これに肥満が併存したダイナペニア肥満（dynapenic obesity）という用語も存在します．もちろん，こちらも統一されたコンセンサスはありません．

E obesity paradox

　肥満はさまざまな疾患のリスクであり，肥満者は心不全になるリスクが高いことが知られています．一方で，心不全患者の予後を検討すると，むしろ肥満者のほうが予後良好という結果が近年報告されるようになりました．この現象は obesity paradox とよばれています．obesity paradox は，心不全に限らず，高血圧，冠動脈疾患，末梢動脈疾患，糖尿病，脳卒中，血栓塞栓症，末期腎不全，慢性閉塞性肺疾患，悪性疾患，外科手術後にも認められています．

■文　献
1）日本肥満学会（編）：肥満症診療ガイドライン 2016，ライフサイエンス出版，2016
2）厚生労働省：平成 30 年国民健康・栄養調査報告，2018
3）Muramoto A et al：Three percent weight reduction is the minimum requirement to improve health hazards in obese and overweight people in Japan. Obes Res Clin Pract **8**：e466-475, 2014
4）日本肥満症治療学会肥満外科治療ガイドライン策定委員会：日本における高度肥満症に対する安全で卓越した外科治療のためのガイドライン（2013 年版），2013
5）Deutz NE et al：Protein intake and exercise for optimal muscle function with aging：recommendations from the ESPEN Expert Group. Clin Nutr **33**：929-936, 2014

Ⅲ章　看護師の専門性と栄養看護

1 体重減少

●矢吹　浩子

■ Summary ■

　体重は脂肪組織と除脂肪組織の総和です．体重減少は消費エネルギー量が摂取エネルギー量を上回ることで起こります．測定で示される体重実測値は，他からの影響を受けないため，最も信頼できる栄養評価指標です．体重を定期的に測定することで患者の栄養状態を評価でき，増減の傾向から患者状態と合わせて栄養管理内容を評価することもできます．体重測定は栄養障害患者の早期発見を目的として行います．

　患者にとって体重減少は，回復の障害，体力の喪失など，闘病意欲を低下させる要因になります．患者が自身の身体の変化を正しく理解し，栄養療法に前向きに参加できるように，体重減少の原因と対策を説明することが必要です．

A 集中的な観察と医学的根拠に基づく栄養状態の判断

1 体重測定による栄養障害の早期発見

　体重は栄養状態を率直に表す指標です．定期的に測定することによって栄養管理が必要な患者を拾い上げることができます．また，浮腫や腹水などの評価にも用いることができるため，体重測定は全患者に実施します．通常1回／週，測定します．

　看護師は24時間継続して観察を行うことで食事摂取量が減少傾向にある患者を早期に発見し，体重の測定回数を増やして栄養評価を行い栄養管理計画につなげます（表1）．

　高齢者では加齢に伴う脂肪や筋肉量の減少により，意図せず体重が減っていくことがあります．体重減少を認める場合は，歩行速度や下腿筋肉量，握力などを観察してサルコペニアやフレイル状態にある患者の早期発見を行い，改善に向けた計画を立てます．

　立位での体重測定が困難な患者は，測定できる器具がなかったり，人手が不足しているなどの理由から測定しない場合がありますが，臥床が続く患者は臥床している状態での観察のため，変化に気づきにくく，体重の変化で異常を発見できることがあり，測定は必要です．立位での体重測定が困難な患者や臥床状態の患者は，車椅子に乗車したまま測定できる体重計（図1）や臥床のまま測定できるスケールベッド（図2），体重計付きストレッチャー（図3）などを利用して測定します．これらの器具がない場合には，膝高や上腕囲などの測定から推定値を算出します．

表1　体重を用いた栄養評価

%理想体重（% IBW） IBW：ideal body weight	（現体重÷理想体重）×100	80%以上90%未満：軽度栄養障害 70%以上80%未満：中等度栄養障害 70%未満：高度栄養障害
%平常時体重（% UBW） UBW：usual body weight	（現体重÷平常時体重）×100	85%以上95%未満：軽度栄養障害 75%以上85%未満：中等度栄養障害 75%未満：高度栄養障害
体重減少率（% LBW） LBW：loss of body weight	（平常時体重÷現体重）/平常時体重×100	有意の体重減少： 　1~2%以上/週 　5%以上/月 　7.5%以上/3 ヵ月 　10%以上/6 ヵ月

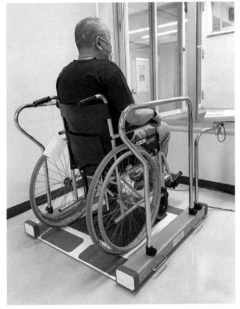

図1　車椅子乗車のまま測定できる体重計（例）

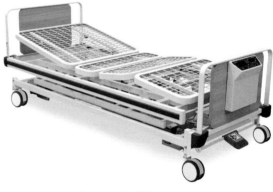

図2　体重計付きベッド（例）

［シーホネンス株式会社］

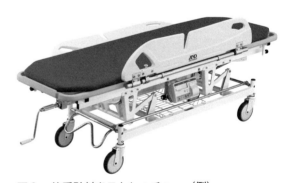

図3　体重計付きストレッチャー（例）

［写真提供：株式会社エー・アンド・デイ］

体重測定は栄養障害患者の早期発見を目的として行い，その結果は主治医，NST と共有します．

② 体重減少が意味するもの

体重は脂肪組織と除脂肪組織で成り立ちます．除脂肪組織は水分（細胞内水分＋細胞外水分）と内臓たんぱく，骨で構成されています．

身体の主要成分は「水分・脂質・たんぱく質・ミネラル」で，水分：50 ～ 65%，脂質：15 ～ 25%，たんぱく質：15 ～ 20%，その他（ミネラル，糖質など）：数%です（図 4）．

体重の増減によりこれらの成分のいずれかが増減します．

体重は，消費エネルギー量の減少，摂取エルギー量の増加，あるいはその両方が起こることにより，消費量より摂取量のほうが大きい場合に増加し，消費エネルギー量の増加，摂取エネルギー量の減少，あるいはその両方が起こることによって，摂取量より消費量のほうが大きい場合に減少します．

体重減少において，消費エネルギー量が増える原因は，意図的に運動することによりエネルギー消費量を増やすことを除き，がんやホルモン分泌異常など無自覚にエネルギーが消費されるものが多く，栄養管理は消費されるエネルギーを補う計画を実施します．

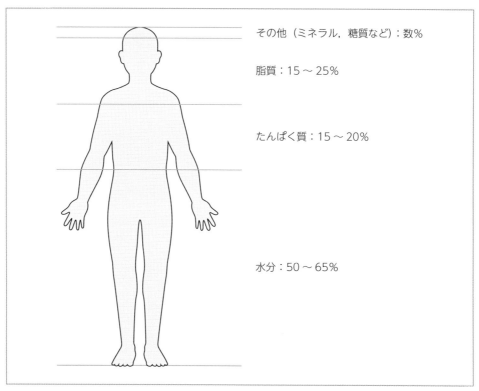

図 4　身体の主要成分

　摂取エネルギー量が減る原因には，消化器疾患，口腔内の異常，嚥下機能の障害，心理的要因などをはじめ，さまざまな理由があります．看護師は，口腔内の清浄，嚥下訓練，摂食支援（「Ⅲ章 2. 摂食不良・食欲不振」参照）などを行い，栄養管理は摂取エネルギー量の充足を行います．

③ 体重測定方法

　体重の値には偽りがなく，体重は栄養状態を最も正直に表すデータです．そのため，できるだけ正確な値を知り，変化を評価するために，毎回同じ条件で測定します．

　体重値に影響するのは，基礎代謝量，活動による消費エネルギー量，飲水や排尿による水分量，食事や排便などによる消化管残留量などです．したがって，起床後，排尿前の測定が望ましく，活動や排尿排便などの変数が少なく，就寝時の基礎代謝量がほぼ同じであるため，正確な値を得ることができます．

　体重は定期的に測定することによって増減とスピードがわかり，そのデータを栄養評価に用いて栄養管理計画が立てられます．そのため，測定は必ず実施することが必要です．

　臥床状態でほぼ全介助の患者は，前述の器具を利用しても測定には人手と時間を要するため実施されないことが多くありますが，体重測定の目的を理解し，最低でも 1 回／週は測定するようにします．

　患者はそのときの体調によって体重測定を拒否することがありますが，体重測定に苦痛を伴わない方法を提案して可能な限り定期的に測定します．

　推定体重を算出するには，上腕周囲長，上腕三頭筋部皮下脂肪厚，下腿囲，膝高，肩甲骨下部皮下脂肪厚などを測定しなければなりません（表2）．正確に，速やかに測定するためには，2 名の看護師で行うのが安全であり，患者にとっても安楽に測定できます．

表2　推定体重の計算式

	男　性	女　性
Grant の式	[0.98 ×上腕周囲長（cm）] +[1.27 ×下腿周囲長（cm）] +[0.4 ×肩甲骨下部皮下脂肪厚（mm）] +[0.87 ×膝高（cm）]− 62.35	[1.73 ×上腕周囲長（cm）] +[0.98 ×下腿周囲長（cm）] +（0.37 ×肩甲骨下部皮下脂肪厚（mm）] +[1.16 ×膝高（cm）]− 81.69
宮澤の式	[1.01 ×膝高（cm）] +[上腕周囲長（cm）× 2.03 +[上腕二頭筋部皮下脂肪厚 (mm) × 0.46] +[年齢（歳）× 0.01 − 49.37 ＊誤差± 5.01	[1.24 ×膝高（cm）] +[上腕周囲長（cm）× 1.21] +[上腕三頭筋部皮下脂肪厚 (mm)× 0.33] +[年齢（歳）× 0.77 − 44.43 ＊誤差± 5.11

B 病態および栄養状態に関する患者の不安・悩みに対する相談と安心の提供

　患者にとって体重減少は，回復の障害，体力の喪失など，闘病意欲を低下させる要因になります．患者は体重の減少に敏感で，健常時には大して気にすることがなかったわずかな減少にも，入院中だと「何でだろう」「○○だからかな」などと気にして，自身で原因を考えます．わずか数百グラムの増減に一喜一憂し，増減の理由を自己分析します．食べているのに増加していない，あるいは減少しているという測定結果からは特に，自身の体に何か異変が起きているのではないかという心配を抱きます．

　患者が「食べているのに増えない」と訴える場合には，摂取するエネルギーより消費するエネルギーが多いことが考えられ，患者にはどのようなことにエネルギーが使われているかを説明し，医療者間で摂取エネルギーを増量する計画を検討します．

　摂取エネルギー量の減少が原因の体重減少の場合，摂取エネルギー量が減少する理由が精神的理由による食欲不振であるときは，支援により改善することが可能なため，患者の悩みや苦しみを緩和するように意図的に関わるようにします．

Ⅲ章　看護師の専門性と栄養看護

2 摂食不良・食欲不振

●内橋　恵

■ Summary ■

　摂食不良・食欲不振は，食事摂取量の低下に大きく影響します．また食欲は，機能低下による食動作の自立度などの身体的側面，認知面の低下などの心理・社会的側面，独居などの環境的側面などに左右され，様々な因子が複雑に関連します．さらに，食欲不振が長く続くと空腹感や食欲を感じにくくなります．看護師は，摂食不良・食欲不振の要因を探索しながら看護ケアを日々行う必要があります．さらに患者の五感に働きかけ，低栄養になる前に介入することも重要です．

A 食べられない・食べない患者に対する看護ケア

　食べることは生きるための基本であり，摂食行動は本能行動の1つです[1]．しかし，加齢や疾病によって「食べられない・食べない」患者に遭遇することは，看護師なら誰もが経験しています．また，その要因は疾病の影響による身体的側面だけでなく，心理・社会的側面や環境的側面も関与しています．さらに，食事摂取量が低下し栄養不良を引き起こせば，疾病の悪化や活動量の低下から廃用症候群・サルコペニア・転倒など負の連鎖につながります．

　ナイティンゲールは，看護がなすべきこととして，「新鮮な空気，光，暖かさ，清潔さ，静かさの適切な活用，食物の適切な選択と供給―そのすべてを患者の生命力を少しも犠牲にすることなく行うことである」[2]として「栄養を供給することは看護である」ことを述べています．また，患者が食べるものと食べないものについて『①調理がよくない．②食物の選択がよくない．③食事時間の選択がよくない．④患者の食欲がない．ところがこれらすべての理由が，この患者には「食欲がない」という一言で片付けられて了解されているのがふつうである．理由をもっと細かく区別していれば，きっと多くの生命が助かっていたであろう．なぜならば，理由が多様であれば改善策もそれだけ多様にあるからだ』[2]と，患者が食べないことは，食欲がないからだとして理由を追求しないことを問題視しています．

　大切なことは，低栄養になる前に患者と食事の適合性や食事摂取量，食動作，表情，発言などから摂食不良・食欲不振の前兆をキャッチし，客観的データと専門的なアセスメントからその原因を探索することです．そのうえで，さまざまな改善策にアプローチすることは，看護師の役割であり専門性を発揮するうえで必要なスキルです．

B 食欲調整のメカニズム

　食欲中枢は，脳の生命活動の中心的役割を担う視床下部にあり，満腹中枢と摂食中枢

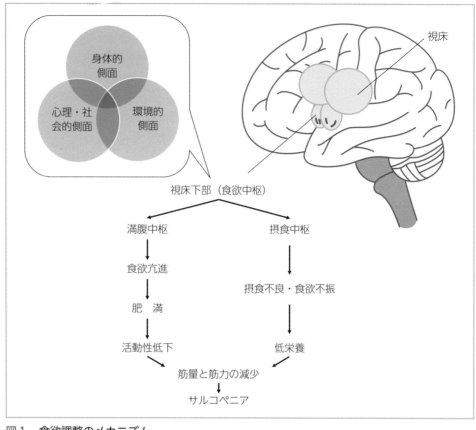

図1　食欲調整のメカニズム

の2つのバランスから調整されています（図1）．また，食欲中枢に関連する因子として，体調や心理的因子，味覚，嗅覚，視覚，聴覚，温度覚などがあります．さらに，脳卒中後遺症による麻痺や失行・失認，関節の拘縮・変形，機能低下などから活動性が低下し，サルコペニア肥満を引き起こすだけでなく，食欲不振や食動作の低下による摂食不良から低栄養につながります．そのうえ，どちらも筋量や筋力が減少し，サルコペニアを引き起こすことがあります．

C 集中的な観察と医学的根拠に基づく栄養状態の判断

　本項では，集中的な観察と医学的根拠に基づく栄養状態の判断，必要な栄養量の投与と摂取障害要因の排除・改善，患者の生活・価値観を重視した栄養療法の実施の3点から，看護ケアに活かせる具体的な内容を述べていきます．

1 摂食不良・食欲不振に対する具体的な看護ケア

a 観察とデータ

　患者をみたときの第一印象（見た目，歩行の状況，皮膚の乾燥状態，浮腫など）から，

[献立の提供内容]

献立	全体	米飯 (A)	蒸し鶏薬味 ソース (B)	里芋の 味噌煮 (C)	ほうれん草の ソテー (D)	中華ワカメ スープ (E)
エネルギー (kcal)	550	249	192	78	24	7
たんぱく質 (g)	21	4	12	3	2	0
脂質 (g)	15	1	12	1	1	0
糖質（炭水化物） (g)	80	54	7	15	3	2

＊各栄養素のエネルギー（g/kcal）：たんぱく質 4, 脂質 9, 糖質（炭水化物）4

[摂取例❶] 主食 5 割 / 副食 5 割　　　　　[摂取例❷] 主食 5 割 / 副食 5 割

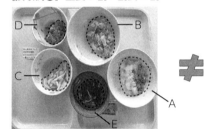 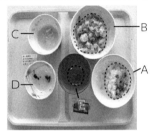

[摂取内容]
エネルギー：272 kcal
たんぱく質：44 kcal（11 g×4 kcal）
脂質：72 kcal（8 g×9 kcal）
糖質（炭水化物）：156 kcal（39 g×4 kcal）

[摂取内容]
エネルギー：227 kcal
たんぱく質：24 kcal（6 g×4 kcal）
脂質：27 kcal（3 g×9 kcal）
糖質（炭水化物）：176 kcal（44 g×4 kcal）

図2　昼食の摂取例

今の栄養状態の良し悪しを感じ取ることができます．そのときに低栄養のリスクがあるかもしれないと判断すれば，食べる意欲の有無や表情，飲み込み状態，座位保持の耐久性などに焦点を合わせて観察します．

　また，意図的に栄養関連データのモニタリングを開始します．その指標として，体重や血清アルブミン（Alb）などの検査データがあります．また亜鉛（Zn）は，食欲不振の原因の 1 つである味覚障害の指標です．これらの指標と食事摂取量から，患者がどの程度栄養を摂取できているかアセスメントします．

b 食事摂取内容の評価

　看護師は，毎食の食事摂取量を記録します．しかし，摂取した内容によって摂取エネルギーや摂取たんぱく質量が違います（図 2）．

　図 2 の摂取例において，食事摂取量はいずれも主食 5 割，副食 5 割です．しかし，エネルギー，たんぱく質と脂質の摂取量にも大きな差があります．

　低栄養の改善が必要な患者の場合，具体的な摂取内容を看護記録に残し情報を共有します．また，上記の患者が低栄養の場合，たんぱく質の不足分を栄養補助食品などで補う必要があり，適切な栄養補助食品について管理栄養士と相談します．

　食事摂取内容から栄養状態を総合的に判断し，低栄養のリスクがあれば，低栄養に進まないように予防介入し，すでに低栄養であるなら摂食不良・食欲不振の原因探索を行います．

D 必要な栄養量の投与，摂取障害要因の排除・改善

1 必要な栄養量の検討

　栄養療法は，すべての患者の治療の基盤となるものです．看護師は，24時間365日患者の生活に関わっているため，患者の活動量を知っており，それも加味した必要な栄養量の計算も行うことができます．その結果，栄養が不足していると判断すれば，栄養投与量の追加について検討します．

2 摂取障害要因の探索

　食事摂取量の減少は，摂食不良・食欲不振だけでなく，多様な要因が考えられ複合的に関連しています．その原因の探索は難しい場合が多いですが，患者の食事摂取量の減少が栄養障害（低栄養）につながることは明らかです．看護ケアが必要な要因として，食事の提供体制（形態，適温，食事時間），食動作の自立度や姿勢，食環境，排泄状況，嚥下障害，口腔内環境，認知機能などが考えられます．これらの摂食障害要因の排除・改善として，生活リハビリテーションやポジショニング，食環境の整備，排泄コントロール，嚥下リハビリテーション，口腔ケアなどを行います．

E 患者の生活・価値観を注視した栄養療法の実施

1 患者の生活・価値観への配慮

　患者はよく「味がない」「美味しくない」という発言をします．身体によい食事を提供しても，食べないなら疾病予防や栄養状態の改善に結びつきません．食事摂取量をみて，味付け海苔や梅，鯛味噌などの副菜を付加し，まず「一口でも食べる」ことを目標にします．一方，患者が「食べる」ことをストレスに感じないように配慮します．

　患者が食事をすることを負担に感じないよう配慮するために，患者の生活・価値観から「食べる」意欲につながるのは何かを探索し，五感に働きかけて栄養療法を実施します．

2 栄養療法の実施

　人は，目の前にある食べ物をみることで，過去に食べた記憶から味を連想します．また，においからも食べ物を思い出し，味の記憶を蘇らせます．したがって，ペースト食や流動食など，元は何かがわからなければ食べ物を連想することができず，ただ摂取するだけになり，食事の楽しみはほとんどなく摂食量確保の障害になります．冷めてしまった副食はにおいが少なく，食欲につながりません．

視覚，嗅覚を利用して食べ物を連想させ，「美味しそう」「食べてみたい」と思わせるような工夫をします．

①視　覚：

まず，「美味しそう」「食べてみたい」と思える工夫をするために，どのようにみえているのかを確認し，食べ物の認知が高まるように海苔などで色をつけて，みえるようにします．

また，ミキサーされた流動食やペースト状にして提供する食事（**3**具体例-②）は，元が何かを伝える方法を考え，今，患者が何を食べているかわかるようにします．さらに，ペースト食は食材がわかる形に加工したり，食べ物に対し興味をひくような写真のメニュー表を掲示（**3**具体例-③）したりします．

加えて，既往に白内障がある患者には，白い食器に主食がよそわれているとみえにくいため，色のある食器に変更します．

②聴　覚：

見た目では，主食・副食の内容がわからない場合もあります．「これは白身の魚ですよ」というように，ゆっくり大きな声でひとつひとつ，丁寧に説明します．

③嗅　覚：

冷めてしまった食事は摂取前に温め直し，副食などのにおいを感じられるようにします．また，レモンなどを振りかけ嗅覚を刺激します．においは食べ物の記憶を引き起こし食欲につながります．

④味　覚：

亜鉛（Zn）が不足すると，味細胞のターンオーバーによる遅延のため味覚障害を起こします．亜鉛不足は舌の観察によって予測できます．舌の赤み，痛み，ヒリヒリする，しみるなどが慢性的にある場合は亜鉛不足を疑います．味覚がないと食欲は損なわれ摂食量も低下するため，もともと摂食量の少ない患者は亜鉛不足に陥らないように主治医と相談して薬剤処方を検討します．

また，食前の口腔ケアは，口腔内における炎症や動揺歯，う蝕など残存歯の状態，義歯の適合の確認だけでなく，味覚を感じるために必須の唾液分泌を促進[3]し，味覚の閾値を下げる（味をわかりやすくする）効果が期待されます．

認知症の患者の場合，反射的に口から食べ物を吐き出されることもあるため，食べ物をペースト状にして頬の内側に塗り，ゆっくり味を感じ取れるようにします．

⑤触　覚：

バナナやみかんなどの果物は触って味を想起できるようにし，丼ものや汁物などは，器に触れ温かい食べ物だと温度を感じることで食欲につながるようにします．

3 具体例

①メロンのすり下ろしを混ぜ込んだ粥〈視覚・嗅覚・味覚〉

甘い物が好きな患者の場合，栄養補助食品（ゼリー）や果物のすり下ろしなどを粥に混ぜ，視覚や嗅覚，味覚を刺激します．

②ペーストのソフト形態食〈視覚・聴覚・嗅覚〉

ペースト食を形態がわかるように形成し（図3），説明を行いながら，においを感じ

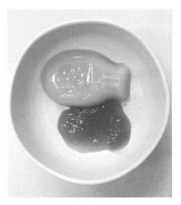

図3　ペースト食

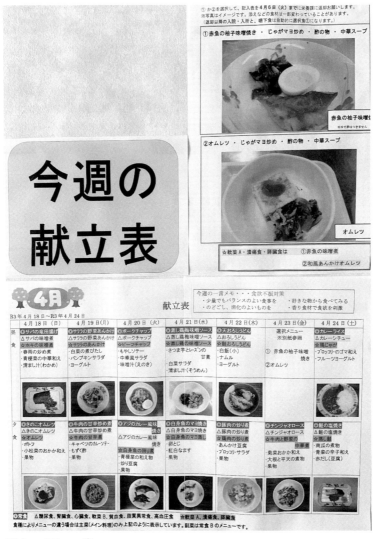

図4　メニュー表

ることで記憶を呼び起こします.

③メニュー表の掲示〈視覚・聴覚〉

　デイルームや掲示板など,患者が目にするところに写真入りのメニュー表を掲示(図4)し,どのような食事か一目見てわかるようにします.また,看護師も一緒にそのメニューを見て,患者に説明し,食事への興味を引くようにします.

　これら五感が相互に作用しており,1つでも低下していれば,摂食不良や食欲不振につながります.患者の「食べられた」の満足感を重視し,五感への刺激を活用してさまざまな工夫を行うことで,摂食不良・食欲不振の改善を図ります.

F 摂食不良・食欲不振の改善

　食べられない原因として,生理的な食欲低下や消化管機能の低下,口腔機能の低下だけでなく,食事形態や食事時間が合っていない場合も考えられます.また,看護師自身の「デザートは最後に食べる」や「すべての副食を主食に混ぜ込まない」など,食べ方に対する自身の価値観から食事の工夫が行えていない場合もあります.

　摂食不良や食欲不振に対する有効な看護ケアは,患者ひとりひとりの原因に沿って工夫することが大切です.そのため24時間患者に関わることができる看護師は身体的,心理・社会的,環境的な視点から患者を俯瞰的に眺め,五感に働きかけさまざまな工夫をもって看護ケアを行います.そのケアを通して「食べる」意欲につながるのは何かをみつけ,諦めないことが摂食不良・食欲不振を改善するために必要です.

■文　献
1)岸　恭一ほか:食欲の調整機構.四国医学誌 **59**:190-194,2003
2)フロレンス・ナイティンゲール.小玉香津子ほか(訳):看護覚書　本当の看護とそうでない看護.日本看護協会出版会,p2,132,2019
3)北村清一郎:なぜ「黒岩恭子の口腔ケア&口腔リハビリ」は食べられる口になるのか.デンタルダイヤモンド社,p53,2013

3 摂食嚥下障害

●伊東　七奈子，板垣　卓美

■ Summary ■
　摂食嚥下障害に対する看護ケアは，人間が生きるうえで必要不可欠である「食べる」に関わるものです．食には生命維持に必要な栄養を摂ることだけでなく，リフレッシュ効果や人を元気にする力，美味しいものを食べると笑顔になるといった効果があります．しかし，摂食嚥下障害の患者は，好きなものや美味しいものを家族や親しい人とともに食べるという楽しみを喪失する心理社会的リスクを生じることもあります．そのため看護師には，食べることを容易に諦める判断をせずに，安全に食べられる方策をあらゆる視点から検討する役割があると考えています．

A 集中的な観察と医学的根拠に基づく栄養状態の判断

1 リスク管理

　摂食嚥下障害患者には多くのリスクが潜んでおり，特に誤嚥や窒息は生命に関わります．そのため看護師は摂食嚥下機能の評価だけでなく，摂食嚥下のプロセスのなかでどこに問題があるのか食事や生活場面からも見極め，観察することが必要です．さらに，栄養状態や水分出納の状態，咳反射の有無や喀出力，呼吸機能の状態など誤嚥や誤嚥性肺炎を引き起こす要因についてアセスメントを行い，観察を継続することでその後の適切なケアにつなげることができます．

2 誤嚥性肺炎予防のための口腔環境整備

　口腔環境は誤嚥性肺炎の危険因子です．口腔内の観察を継続し適切なケアを行いましょう．

　口腔ケアは歯磨きが連想されますが，口腔に占める歯の表面積はわずか25％で，口腔内には歯のほか，頬や口唇の内側，上顎，歯茎，舌などに粘膜が75％も存在します．粘膜には食物残渣や細菌も付着するので，歯面のブラッシングに加え，粘膜のケアが重要となります．肺炎予防のための有効な粘膜ケアは，細菌の塊であるバイオフィルムを機械的に破壊し，破壊したバイオフィルムから飛散した細菌を回収することです．口唇の麻痺などでぶくぶく含嗽ができない場合や，水が口腔内に保持できずに咽頭へ流れてしまい誤嚥リスクのある患者には，口腔ウェットティッシュによる拭き取り[1]を丁寧に行うことで，飛散した細菌を効果的に除去することができます．義歯をしている場合でも義歯と歯の境目や，口蓋と義歯の間にも食物残渣や細菌は付着するので，食後は必ず義歯をはずして義歯と口腔粘膜をケアします．

B 専門的知識に基づく安全な栄養療法の実施

摂食嚥下障害患者が安全に食事摂取するために必要な介入方法を解説します.

1 食事姿勢

それぞれの運動には, その運動に適した姿勢があります. 摂食嚥下は筋肉を用いた運動であるため, 嚥下に適した姿勢をとることではじめてその人の持つ摂食嚥下機能を最大限に発揮することができます. そのため, 姿勢には摂食嚥下にとって即時効果があるといえます. 姿勢を調整すれば食形態の調整をせず食べられる場合もあるため, 食形態の調整と同じくらい重要なことだからです.

食事姿勢の基本的な考え方は, 嚥下がしやすいこと, 咳がしやすいこと, 安楽な姿勢を保つことの3つです. しかし, これらを満たさない不良姿勢は誤嚥性肺炎発症の危険因子にもなるため, 食事の際には適切な姿勢を作ることが必要です.

適切な座位姿勢の保持は図1のように調整します.

a 下肢のサポート（図1-③）

座位保持中の下肢の位置の乱れは, 骨盤を後傾させ, 姿勢の崩れにつながります. 体幹が傾く患者には, 傾いている側へクッションを挟み込む対応をすることがあります. しかし, そのクッションにもたれてさらに傾いたり, クッションが骨盤の位置をさらにずらしてしまうこともあります.

体幹の傾きだけにとらわれず, 下肢の内・外転, 内・外旋を修正する（図2）など下肢のサポートを行うと, 崩れない姿勢を作ることができます. また, 足底にはメカノレセプターという意識の覚醒や姿勢保持にも重要なセンサーがあります. 足底をしっかり床に接地することで, 意識の覚醒や座位姿勢の安定にもつながり, ひいては反復唾液嚥下テスト（RSST）の回数や食塊の咽頭通過時間を有意に改善するなどの効果[2]が示されています. 足底が床につかない場合には, 図2のように踏み台を使用します.

b 上肢のサポート（図1-⑥）

上肢のサポートは, 咳や嚥下の能力に直接影響します. 両上肢の重さが椎体に無理にかかっている状態では, 胸郭可動域を制限します. それによって呼吸や咳の能力を低下させます. そのため, 上肢を枕などでしっかりサポートすることが必要です. 上肢の位置が高すぎても低すぎても, 嚥下運動にとって必要な舌骨上筋群の筋活動に影響を与えることが示唆[3]されているため, 自然な位置に上肢を置くことが重要です.

c 頸部前屈位（図1-①）

頸部が後屈すると, 頸部前方の嚥下関連筋群が過剰に伸長され, 嚥下運動が障害されます. 咽頭と気管が直線に近づくことや, 咽頭や食道入口部が頸椎に圧迫されて食道に入りにくいなどがいわれています. そのため, 下顎から胸骨に4横指が入る程度に調整します.

d 適切なリクライニング位

食物は重力の影響を受けやすいため, リクライニング角度をつけると, 口腔内の食物は咽頭に流れやすく, 咽頭に流れた食物の通過はゆっくりになります. つまり, 角度が変わると食塊の通過スピードが変わります. 座位では口腔の角度はやや下を向いている

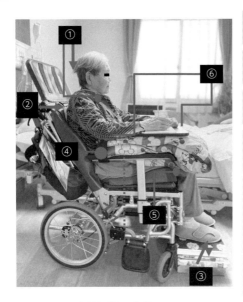

①頭部の位置はアップライト
　軽く前屈（下顎から胸骨に 4 横指が入る程度）

②背は 90°で深く座る

③下肢のサポート：足底を接地（やや後方）

④体とテーブルの間は手拳 1 つくらいの
　隙間をつくる

⑤椅子の座面の高さ＝深く座って足底が床に
　つき，大腿が座面から指 1 本浮く程度.
　膝窩と椅子は指 2 本分程度あく
　座面の幅＝座面に腰掛けた腰の両脇に指 2
　本分程度の隙間

⑥上肢のサポート・テーブルの高さ
　腕を載せて肘が 90°に曲がる

図 1　適切な座位保持の姿勢

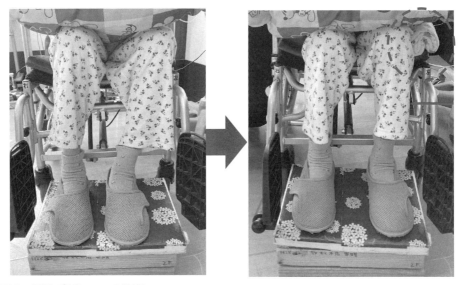

図 2　下肢ポジションの修正
タオルを左大腿の外側に挟み込み，外転，外旋を修正する.

ので，食塊の咽頭への送り込みが困難な場合には，耳の孔と鼻の腔を結んだ線が地面と並行になるように調整すると，送り込みが代償される場合もあります．リクライニング角度の目安は，頭部がアップライト（頭部が頸に支えられている状態：図 1-①）になる，頸部の筋緊張が緩む，前述の食塊の送り込みが代償されるなど，目的を達成する必要最低限の角度を観察，評価しながら設定します．

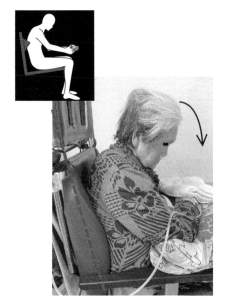
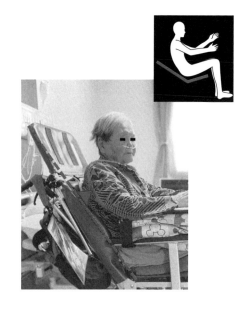

図3　円背の角度調整
頭部がアップライト（頭部が頸に支えられている状態）になるように車椅子の背もたれを調整すると，下を向いていた顔が正面を向く．

　円背の人は曲がった脊柱が支点となり，体が全体的に丸く前傾し，頭部もうつむくようになってしまいます．摂食のためには図3のように適切なリクライニング角度に調整します．

2 食事介助方法

　介助者は必ず患者と同じ目線に座り介助します．立ったまま介助すると患者は介助者を見上げるため，嚥下に不向きの頸部伸展となります．

a 食具の選択

　通常，スプーンのボール部の幅は口幅の2/3を目安に選ぶのが適当とされています．カレースプーンは多くの人にとって，とても大きなスプーンです．嚥下機能が低下している患者さんは，一口量が多く喉に残ったり，口唇を閉じる力が弱くボール部から食べ物を取り込めずスプーンに食べ物が残ってしまうことがあるので，ボール部の小さなスプーンを選択しましょう．

b 一口量と食事のペース

　一口量が多いと，口腔や咽頭での残留が増えることで，誤嚥が増加します．安全な一口量は患者によって異なりますが，少量から始めて徐々に増やすようにします．食事場面では大きなスプーンで山盛りにすくい，次々に口に運ぶ様子をみかけることがありますが，摂食嚥下障害患者は食塊形成や咽頭へ送り込むなど口腔機能が低下していることがあるため，飲み込むまでの時間が遅くなったり，誤嚥や窒息を招く危険性もあります．食事介助には小スプーンを使用し，喉頭（喉仏）が挙上したことを確認しながら次の一口を介助します．

ⓒ 食べる順番

最も誤嚥しやすい食べ始めには，ゼリーなどの喉越しのよいものを選び，食べる順番に気をつけましょう．

ⓓ 二相性食物の注意点

二相性食物は，スポンジのように固形物が水を含む食物のことで，高野豆腐や味噌汁の具材，柑橘系の果物がそれにあたります．噛んだ瞬間に水分のみが咽頭へ流れるため，非常に誤嚥しやすい食形態です．食べ方は，固形物と汁物は分け，汁物にはとろみつけるなどの調整を行います．

ⓔ 食形態の時間的変化

粥は，スプーンについた唾液のアミラーゼで離水するため，口に運んだスプーンが粥に触れるたびに離水が進みます．粥の離水を予防するためにはスプーンをその都度水にくぐらせるか，あらかじめ粥を小皿に分けるなどの工夫を行うとよいでしょう．

ⓕ 交互嚥下，複数回嚥下

食事中は，一度に飲み込めない場合に起こる咽頭残留音（喉のガラガラ音）を観察します．残留音が聴取される場合には，咳払いを促して気管への流入を防ぐようにします．また，物性の異なるものを交互に食べたり（交互嚥下），空嚥下をしてもらう（複数回嚥下）ことで咽頭残留を回避しながら食事を進めることができます．

ⓖ とろみ調整について

日本摂食嚥下リハビリテーション学会の嚥下調整食分類のとろみの3段階[3]のうち，個々の嚥下機能に合ったものを選択し，誰が作っても再現性のあるとろみに調整できるように標準化しておきます．食事の前に作って濃度を安定させるようにしましょう．

ⓗ 服薬方法

服薬は摂食嚥下障害患者にとって非常に難しいものです．錠剤やカプセルはゼリーに埋め込むなどの工夫もあります．また，粉末状にしてとろみ水やゼリーに混ぜて服用するなどの方法もありますが，内服薬によっては，とろみ剤の成分が薬効成分を吸着して吸収を阻害するなどの報告もあります．薬剤師や摂食・嚥下障害看護認定看護師に内服方法を相談するとよいでしょう．

ⓘ 口腔ケア

食前に口腔ケアを実施することで，咀嚼中の知覚情報が入力されやすくなり，食事を美味しく食べられることにつながります．また，食塊が形成されやすくなることで嚥下が容易になり，誤嚥防止にもつながります．そのため，摂食嚥下障害患者には，食前後の両方をケアすることが大切です．

就寝中には唾液の不顕性誤嚥の可能性がありますので，就寝前も重要な口腔ケアのタイミングです．

3 胃瘻で肺炎にならない体づくり

経口摂取を安全に継続するためには，多少誤嚥しても肺炎にならない体づくりが必要です．経鼻経管栄養を行う場合には，チューブが喉を斜走する場合があり，嚥下を妨げ誤嚥のリスクを高めます．また，チューブの留置により喉の感覚低下が生じ，不顕性誤嚥の原因にもなり得ます．

　胃瘻は，経鼻経管栄養のようにチューブが喉を通ることがないため，嚥下を妨げません．また，消化管（特に小腸）は人間の体のなかで最も大きな免疫器官であり，免疫細胞の60〜70%は消化管に存在します．このような理由から，消化管が安全に使用できるのであれば，胃瘻の選択が嚥下にとっては非常に有用です．

Ｃ　必要な栄養量の投与，摂食障害要因の排除・改善

　必要な栄養量を摂取できない摂食嚥下障害の要因と，その対応の代表例を示します．

1 耐久性の低下

　長期の安静や不十分な栄養管理によって体力や耐久性が低下した患者にとって，必要なエネルギー量を摂取することは大切なことです．しかし，食事時間が長くなるほど疲労が嚥下にも悪影響を及ぼし，誤嚥リスクを増加させる原因にもなります．そのため食事時間は約30分を目安にしていきます．時間をかければ摂取できる患者もいますが，リスクも伴うため効率よくエネルギー量を摂れるように少量で高エネルギーのものに変更したり，おやつなど分食にして提供するなど，食事内容や食事摂取方法を工夫して必要エネルギー量を摂取できるようにしましょう．

2 口腔内で溜め込んでなかなか嚥下できない

　食物は口腔に取り込まれた後，咀嚼され，食塊が形成されます．食塊形成のためには，口唇閉鎖，歯牙や下顎運動による咀嚼，唾液分泌，舌や頬による協調運動が不可欠なので，これらが行えているか観察します．
　咀嚼や食塊形成が十分にできない場合には，口腔内で溜め込んで「もぐもぐ」と動かしていることがありますので，その患者の咀嚼能力に合った食形態を『日本摂食・嚥下リハビリテーション学会　嚥下調整食分類2013』[4]（表1）から選択，変更することも検討します．
　また，舌の力が低下していることで，食物が咽頭へ送り込まれず嚥下反射が誘発されない場合もあります．その場合には，リクライニング位にして送り込みを助けるなどの方法も検討します．

3 むせなければ安心？

　食事場面では，むせがなければ安全に摂取できていると判断されていることが多いと思います．しかし，咳反射や咳の喀出力が低下している摂食嚥下障害患者は「むせ」が必ずしも誤嚥のサインにはならず，不顕性に誤嚥している可能性があります．
　食事場面では，呼吸の変化や動脈血酸素飽和度（SpO_2）の低下・声の変化（ガラガラ声）などの観察を，日常的には微熱が継続している，喀痰が増えるなどの症状の有無を観察し，症状が発見されれば医師へ相談するなど，早期に対処しましょう．不顕性誤嚥の検出には咳テストが有効なため，可能であれば実施し評価しておくとよいでしょう．

表1　日本摂食・嚥下リハビリテーション学会　嚥下調整食分類 2013（食事）早見表

コード【I-8】		名称	形態	目的・特色	主食の例	必要な咀嚼能力【I-10項】	他の分類との対応【I-7項】
0	j	嚥下訓練食品 j	均質で，付着性・凝集性・硬さに配慮したゼリー離水が少なく，スライス状にすくうことが可能なもの	重度の症例に対する評価・訓練用少量をすくってそのまま丸呑み可能残留した場合にも吸引が容易たんぱく質含有量が少ない		（若干の送り込み能力）	嚥下食ピラミッドL0えん下困難者用食品許可基準I
	t	嚥下訓練食品 t	均質で，付着性・凝集性・硬さに配慮したとろみ水（原則的には，中間のとろみあるいは濃いとろみ*のどちらかが適している）	重度の症例に対する評価・訓練用少量ずつ飲むことを想定ゼリー丸呑みで誤嚥したりゼリーが口中で溶けてしまう場合たんぱく質含有量が少ない		（若干の送り込み能力）	嚥下食ピラミッドL3 の一部（とろみ水）
1	j	嚥下調整食 1j	均質で，付着性，凝集性，硬さ，離水に配慮したゼリー・プリン・ムース状のもの	口腔外で既に適切な食塊状となっている（少量をすくってそのまま丸呑み可能）送り込む際に多少意識して口蓋に舌を押しつける必要がある0jに比し表面のざらつきあり	お も ゆ ゼリー，ミキサー粥のゼリー　など	（若干の食塊保持と送り込み能力）	嚥下食ピラミッドL1・L2えん下困難者用食品許可基準IIUDF区分4（ゼリー状）* UDF：ユニバーサルデザインフード
2	1	嚥下調整食 2	ピューレ・ペースト・ミキサー食など，均質でなめらかで，べたつかず，まとまりやすいものスプーンですくって食べることが可能なもの	口腔内の簡単な操作で食塊状となるもの（咽頭では残留，誤嚥をしにくいように配慮したもの）	粒がなく，付着性の低いペースト状のおもゆや粥	（下顎と舌の運動による食塊形成能力および食塊保持能力）	嚥下食ピラミッドL3えん下困難者用食品許可基準II・IIIUDF区分4
	2		ピューレ・ペースト・ミキサー食などで，べたつかず，まとまりやすいもので不均質なものも含むスプーンですくって食べることが可能なもの		やや不均質（粒がある）でもやわらかく，離水もなく付着性も低い粥類	（下顎と舌の運動による食塊形成能力および食塊保持能力）	
3		嚥下調整食 3	形はあるが，押しつぶしが容易，食塊形成や移送が容易，咽頭でばらけず嚥下しやすいように配慮されたもの多量の離水がない	舌と口蓋間で押しつぶしが可能なもの．押しつぶしや送り込みの口腔操作を要し（あるいはそれらの機能を賦活し），かつ誤嚥のリスク軽減に配慮がなされているもの	離水に配慮した粥　など	下と口蓋間の押しつぶし能力以上	嚥下食ピラミッドL4高齢者ソフト食UDF区分3
4		嚥下調整食 4	硬さ・ばらけやすさ・貼りつきやすさなどのないもの箸やスプーンで切れるやわらかさ	誤嚥と窒息のリスクを配慮して素材と調理方法を選んだもの歯がなくても対応可能だが，上下の歯槽提間で押しつぶすあるいはすりつぶすことが必要で舌と口蓋間で押しつぶすことは困難	軟飯・全粥など	上下の歯槽提間の押しつぶし能力以上	嚥下食ピラミッドL4高齢者ソフト食UDF区分2およびUDF区分1の一部

　学会分類 2013 は，概説・総論，学会分類 2013（食事），学会分類 2013（とろみ）から成り，それぞれの分類には早見表を作成した．

　本表は学会分類 2013（食事）の早見表です．本表を使用するにあたっては必ず「嚥下食調整学会分類 2013」の本文をお読みください．なお，本表中の【　】表示は，学会分類 2013 本文中の該当箇所を指します．

　上記 0t の「中間のとろみ・濃いとろみ」については，学会分類 2013（とろみ）を参照ください．

　ただし，個別に水分の嚥下評価を行ってとろみ付けが不要と判断された場合には，その原則は解除できる．

　他の分類との対応については，学会分類 2013 との整合性や相互の対応が完全に一致するわけではない．【I-7項】

『日摂食嚥下リハ会誌 17（3）：255–267，2013』または日本摂食嚥下リハ学会 HP ホームページ：https://www.jsdr.or.jp/doc/doc_manual1.html『嚥下調整食学会分類 2013』を必ずご参照ください．

［日本摂食・嚥下リハビリテーション学会医療検討委員会：日本摂食・嚥下リハビリテーション学会嚥下調整食分類 2013．日摂食嚥下リハ会誌 17：255-267，2013 より引用］

III章　看護師の専門性と栄養看護

4 薬の功罪

　向精神薬や安定剤を服用している患者は，漫然と服用していると過鎮静となることがあり，嚥下機能が低下することもあります[5]．食事中はジャパンコーマスケール（JCS）1桁の意識状態になるよう，長期の服用は避けるようにしましょう．

D 患者の生活・価値観を注視した栄養療法の実施

　誤嚥や窒息は生命に重大なリスクでもあるため，医療者はリスク回避のために「食べることを諦める」という判断を容易にしてしまう可能性があります．また，経口摂取に対する捉え方も「安全に必要な量を」という思いが優先されやすい傾向にあります．ただ，人にとって食事は美味しく楽しく食べることであるため，それを望む患者と相反することがあります．それらの思いを叶えられるよう医療者の思いだけで決定するのではなく，アドバンス・ケア・プランニング（advance care planning：ACP）を確認しながら患者やご家族が十分に理解し意思決定ができるよう支援していくことが重要です．

■文　献
1）池田真弓ほか：口腔ケア後の汚染物除去手技の比較―健常者における予備的検討―．日摂食嚥下リハ会誌 **17**：233-238，2013
2）田上祐記ほか：姿勢の変化が嚥下機能に及ぼす影響―頸部・体幹・下肢の姿勢設定における嚥下機能の変化―．日摂食嚥下リハ会誌 **12**：207-213,2008
3）鈴木　哲ほか：嚥下時に前腕を置く机の高さが舌骨上筋群の筋活動に与える影響．日摂食嚥下リハ会誌 **15**：25-30，2011
4）日本摂食・嚥下リハビリテーション学会医療検討委員会：日本摂食・嚥下リハビリテーション学会嚥下調整食分類2013．日摂食嚥下リハ会誌 **17**：255-267，2013
5）野崎園子：薬剤と嚥下障害．日静脈経腸栄養会誌 **31**：699-704，2016

4 褥瘡予防と治癒促進

●森　知佐子，矢吹　浩子

■ Summary ■

　低栄養状態患者は褥瘡をきたすことが多く，栄養管理に携わる看護師は褥瘡発生のメカニズムや褥瘡の評価に関する知識を有していることが必要です．

　褥瘡に関する「栄養看護」では，予防を目的にした①集中的な観察と医学的根拠に基づく栄養状態の判断，②褥瘡治療に必要な栄養量の投与，摂取障害要因の排除・改善，そして③病態および栄養状態に関する不安・悩みに対する相談と安心の提供，この３つがポイントになります．

　平成 30 年度診療報酬改定では「褥瘡対策に関する診療計画書」の危険因子評価項目にスキン - テア（skin tear：皮膚裂傷）が追加されました．スキン - テアの発生要因には患者の栄養状態や年齢などの全身状態と皮膚状態に関する個体要因と，患者の行動やケア環境に関する外力発生要因があります．高齢化が進んでいる現在は，スキン - テアも褥瘡と同様に予防とケアが重要です．

A 褥瘡とは

　日本褥瘡学会では，「身体に加わった外力は骨と皮膚表層の間の軟部組織の血流を低下，あるいは停止させる．この状況が一定時間持続されると組織は不可逆的な阻血障害に陥り褥瘡となる」[1] と定義しています．

　褥瘡発生の要因には，個体要因と環境・ケア要因があります（図 1）．栄養に関連する個体要因では，病的骨突出，栄養状態，浮腫があり，環境・ケア要因では頭側挙上，座位保持，栄養補給があります．褥瘡発生および発生後の経過に関与する栄養管理では，エネルギー量やたんぱく質・アミノ酸，脂質，微量元素，ビタミンなどの栄養素，水分量などの管理があります．『褥瘡予防・管理ガイドライン』[2] では，全身管理として褥瘡発生予防および発生後にも栄養管理の介入が推奨されています．

　褥瘡評価のツールには，日本褥瘡学会が提唱している DESIGN-R 2020 ® を用います．深さや壊死組織などの褥瘡の状態に応じて治癒過程が異なるため，褥瘡の状態に適した栄養管理が必要です．

B スキン - テアとは

　日本創傷・オストミー・失禁管理学会では，スキン - テア（skin tear：皮膚裂傷）を，「摩擦・ずれによって，皮膚が裂けて生じる真皮深層までの損傷（部分層損傷）」[3] と定義しています．正常な皮膚では，表皮と真皮は波状に入り組んだ構造によって強固に接合していますが，皮膚の加齢変化や栄養状態の不良，治療や薬剤投与による表皮の菲薄

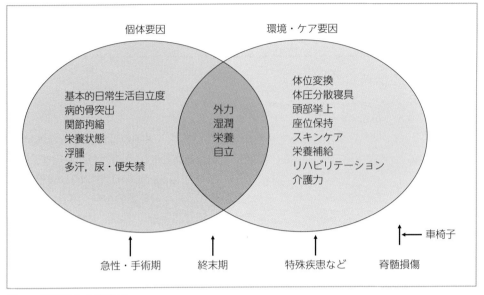

図1　褥瘡発生の概念図
［真田弘美ほか：褥瘡発生要因の抽出とその評価．褥瘡会誌 **5**：139，2003 より引用］

化，表皮突起の平坦化，真皮乳頭層の毛細血管係蹄の消失などの変化から，表皮と真皮の構造が軟弱化し，摩擦やずれの外力で表皮と真皮が分離し皮膚損傷が生じます．

スキン - テアという用語は国際疾病分類に準拠した病名ではないため，他職種との情報共有が必要となります．

C 集中的な観察と医学的根拠に基づく栄養状態の判断

1 褥瘡・スキン - テアと栄養管理

褥瘡発生の2つの要因に共通するのは「外力」・「湿潤」・「栄養」・「自立」です．「栄養」は褥瘡発生に大きく関わっており，褥瘡予防の上で栄養状態の判断と栄養改善は重要事項です（図1）．

褥瘡予防ケアは入院時に全患者をスクリーニングして行いますが，入院後に新たに発生する患者はゼロではありません．入院時にはリスクがないと判定された患者でも，入院後に行われる治療，全身状態の変化などで褥瘡のリスクが発生します．

血清アルブミン値 3.0 mg/dL 以下，ヘモグロビン値 11.0 g/dL 下で発生しやすいため，これらの検査値の把握とともに，摂取エネルギー量，摂取たんぱく質量を算出し，必要量に満たない摂取量であれば，主治医または栄養サポートチーム（NST）と連携して栄養改善計画を検討します．

また，看護師は毎日患者の身体を確認することができるため，褥瘡の早期発見を目的に褥瘡好発部位を直接観察します．さらに，「外力」「湿潤」「自立」の程度も看護師が最も早く正確に情報を得ることができます．これら褥瘡発生要因の有無と程度と患者の

栄養状態を判断していくことが褥瘡の発生，治癒遅延，難治化の予防につながります．

a 褥瘡発生のリスク評価と栄養アセスメント

　褥瘡のリスクアセスメントには，いくつかのツールが開発されていますが，診療報酬に必要なリスク評価として厚生労働省が作成した「褥瘡対策に関する診療計画書」が広く利用されています．この計画書では「日常生活自立度」で「B」または「C」と自立度が低い場合，褥瘡発生の危険因子である項目「基本的動作能力」「病的骨突出」「関節拘縮」「栄養状態の低下」「皮膚湿潤」「浮腫」「皮膚の脆弱性（スキン - テアの保有，既往）」を評価します（表1）．そのうちの病的骨突出には低栄養，浮腫には低たんぱくが関係していることもあります．危険因子項目で「あり」と評価した場合には，体重，摂食量，血液データ，上腕の皮下脂肪，上腕や下腿の筋肉量などを確認します．上腕や下腿の計測方法は，必ず習得しておく必要がありますが，管理栄養士やNSTに依頼してもよいでしょう．

b 褥瘡の評価と栄養アセスメント（表2）

　褥瘡の評価ツールは数多くありますが，一般的には，日本褥瘡学会が提唱している重症度が評価できる DESIGN-R 2020® を用いて評価します．深さ（Depth），滲出液の量（Exudate），大きさ（Size），炎症/感染（Inflammation/Infection），肉芽組織（Granulation），壊死組織（Necrotic tissue），ポケット（Pocket）の7項目があり，点数は重みづけされており，深さ以外の合計点で判定します．この合計点が高いほど重症と判断します．

　褥瘡は深さによって治癒過程が異なり，真皮までの損傷である浅い褥瘡は，創底や創縁から表皮細胞が移動・再生により再上皮化し，創が早期に閉鎖します．しかし，さまざまな要因から難治化し皮下組織より深い壊死組織を伴う褥瘡に移行した場合では，壊死組織の除去後に組織が欠損した部位に肉芽組織が形成され，創の収縮と創縁からの上皮化により瘢痕組織が形成されます．

　DESIGN-R 2020® の評価項目をもとに，それぞれ栄養管理上の注意点を表2に示します．このように深さや壊死組織など褥瘡の状態によって治癒の過程が異なるため，褥瘡の状態に適した栄養管理が必要です．

c スキン - テアと栄養アセスメント

（1）スキン - テアの発生要因：個体要因

　スキン - テアの発生リスクの高い患者の表皮は，皮脂の分泌低下による皮膚の乾燥やセラミドや天然保湿因子の減少による水分保持能の低下がみられます．真皮では線維芽細胞の減少によりコラーゲン線維（膠原線維）やエラスチンなど（弾性線維），ヒアルロン酸（保湿成分）が減少することで表皮突起の平坦化，真皮乳頭層の毛細管係蹄の消失が起こります．これにより表皮と真皮の接合部は扁平化し，ずれや摩擦の軽微な外力に対して皮膚は損傷しやすい脆弱な状態になります．低栄養は皮膚の脆弱性の原因となるため，栄養状態の評価として体重減少率や喫食率，血清アルブミン値を定期的に測定します．

（2）スキン - テアの発生要因：外力発生要因

　外力である摩擦やずれが発生しやすい要因として，患者側では痙攣や不随意運動，不穏行動などがあります．ケア要因では，体位変換や，車椅子やストレッチャーなどの移

表1　褥瘡危険因子評価票の評価ポイントおよび栄養アセスメントにおけるポイント

危険因子 評価項目		危険因子評価ポイント	栄養管理上の看護のポイント
日常生活自立度		・「障害老人の日常生活自立度（寝たきり度）判定基準」で日常生活自立度を評価 ・「寝たきり」ランクの「B」「C」に対して危険因子を評価	・日常生活自立度が低い「B」，「C」では，褥瘡発生のリスクが高いと判断し，褥瘡予防に対する看護計画を立案する．危険因子にある「栄養状態の低下」など該当項目に対して継続的に観察を行い，立案した計画は定期的に評価を行う
基本的動作能力	ベッド上自力体位変換	・患者が自力で体の向きを変えることができれば「できる」 ・患者の好む体位や痛みのため同一体位を持続する場合，自力体位変換は「できない」と評価	・経管栄養時の頭側挙上，経口摂取時の座位姿勢を保持する時間が長ければ，マットレスや椅子座面に接触している部位の体圧の上昇，圧迫やずれ，摩擦が生じやすい．そのため栄養剤投与時，食事摂取時の姿勢はセッティング後もときどき観察する
	椅子上座位姿勢の保持，除圧（車椅子座位を含む）	・座位姿勢の保持：姿勢が崩れたりせずに座ることができれば「できる」と評価 ・除圧：自力で座り直しや苦痛を取り除くために姿勢を変えることができれば「できる」と評価	
病的骨突出		・おもに仙骨部で骨突出を評価．側臥位や腹臥位に近い側臥位とし，殿筋が痩せて仙骨部が突出していれば「あり」と評価	・体重の減少と筋肉量の低下により，痩せて骨が突出する．頭側挙上，座位時は骨突出部の圧迫に注意する
関節拘縮		・関節屈曲可動域の制限が1部位でもあれば「あり」と評価	・関節拘縮があると，経管栄養や経口摂取時の頭側挙上や座位などでマットレスや車椅子との接触面積が小さくなるため，姿勢が崩れやすく，摩擦やずれが生じやすい．複数のクッションを使用し，姿勢を保持する ・栄養剤投与時，食事摂取時の姿勢はセッティング後も観察する
栄養状態の低下		・血清アルブミン値3.0～3.5 mg/dL以下を目安* 検査データがなければ体重の減少や摂食量から評価	・血清アルブミン値は炎症や感染症で低値になり脱水では高値となる 体重を必ず測定し，モニタリングする．日常生活自立度が寝たきりの場合もスケールベッドや車椅子用の体重計などを利用して測定する
皮膚湿潤（多汗・尿失禁・便失禁）		・多量の汗，尿または便の失禁により臀部の汚染があれば「あり」と評価 ・便失禁による皮膚の湿潤が褥瘡の発生や悪化の原因となるため，便の性状や排泄量を確認	・下痢症状が持続している場合では，経腸栄養管理（浸透圧，投与速度や投与量）の評価や，感染に関連した腸炎との鑑別が必要
浮腫		・褥瘡部位以外の部位にあれば「あり」と評価 ・指で皮膚を押し，圧痕の有無を確認	・低栄養による浮腫か，疾患による浮腫か，浮腫の原因について確認し，低栄養によるものなら栄養管理計画を立案する
皮膚の脆弱性（スキン-テアの保有，既往）		・全身の皮膚を観察し，摩擦やずれによって皮膚が裂けているような創傷や，スキン-テアの既往を示す線状や星型の瘢痕の有無を確認	・低栄養，脱水，ビタミン欠乏の確認を行い，必要な水分や栄養素が摂取できているか確認する 栄養補給の投与経路，チューブ類の留置，固定部位の皮膚に注意する

*真田弘美ほか：褥瘡発生要因の抽出とその評価．褥瘡会誌5：143，2003

「危険因子評価ポイント」は日本褥瘡学会（編）：在宅褥瘡テキストブック，照林社，p40，2020を基に作成

表2　DESIGN-R ® の評価項目と栄養アセスメントのポイント

評価項目	栄養アセスメントのポイント
深さ (Depth)	創傷の深さによって異なるが，各栄養素不足により治癒遅延のリスクが高くなる
滲出液の量 (Exudate)	浮腫や感染を伴う創傷であれば，浸出液増加となり，たんぱく質の漏出や，水分が不足していることが予測される
サイズ (Size)	サイズ拡大により，浸出液の増加に伴う，蛋白質漏出や水分不足が予測される
炎症・感染 (Inflammation/Infection)	炎症や感染徴候の程度にもよるが，代謝増加によりエネルギーが不足しやすい
肉芽組織 (Granulation)	治癒過程においてコラーゲンやアミノ酸など肉芽形成に必要な栄養素が不足していると治癒遅延に影響する
壊死組織 (Necrotic tissue)	壊死組織は感染徴候や浸出液量増加を伴う場合があるため，エネルギー不足やたんぱく質漏出，水分不足が予測される
ポケット (Pocket)	サイズや浸出液の増加に伴う，たんぱく質漏出や水分不足が予測される

［日本病態栄養学会（編）：病態栄養専門管理栄養士のための病態栄養ガイドブック，改訂第6版，南江堂，p 9-81，327-333，2019を参考に作成］

動介助，清拭，入浴などの清潔ケア，医療用テープの貼付などがあります．

D 必要な栄養量の投与，摂取障害要因の排除・改善

1 褥瘡やスキン - テアに必要なエネルギーと栄養素

　褥瘡治療に必要な栄養素は，創傷治癒過程に関与するたんぱく質やビタミン類などです．たんぱく質は皮下組織のコラーゲン生成や線維芽細胞の増殖に関与する働きがあります．ビタミンCはコラーゲン生成時に大量に消費されるため，500 mg以上/日が摂取目標です．経腸栄養法では，これらが強化されている栄養剤を選択し，経口摂取できる患者には栄養補助食品の併用や家族からの差し入れなどを指導します．

　これらが摂取できていなければ，摂取不足となっている要因をアセスメントし，摂取できるように計画を修正します．適切な食品の選択や協力してもらう家族への指導は，NSTや管理栄養士らと相談して行います．

　DESIGN-R ® で深さ（D），滲出液量（E），炎症や感染（I），壊死組織（N）のアルファベット表記が大文字や数値が高い褥瘡では重症度が高く，基礎エネルギーが亢進していることが多いため，エネルギー必要量や水分量，たんぱく質などを強化します．壊死組織（N），肉芽組織（G）の数値が低い傾向になれば肉芽形成期と判断し，たんぱく質，ビタミンA，Cおよび微量元素を強化します．

　スキン - テアの発生リスクの高い患者に対しては，皮膚の耐久性を高めるたんぱく質やビタミンA，C，E，亜鉛などの栄養素の強化や，必要な水分量が摂取できるように

表3　エネルギーや水分，各栄養素の創傷に関する働き

	創傷に関する働き
エネルギー	免疫細胞などへのエネルギー供給
水　分	栄養素の消化吸収，pH や浸透圧の維持，排出物の溶媒
栄養素	
たんぱく質	皮下組織のたんぱく合成，筋肉量の維持
アルギニン	血管拡張，血流改善，コラーゲン合成，免疫増強，細胞増殖因子の分泌促進
グルタミン	コラーゲン合成，小腸上皮のエネルギー基質であり，消化管の形態や機能の維持により腸管粘膜のバリア機能の保持
脂質	細胞膜の基質，全身のエネルギー源
ビタミン A	コラーゲン合成・再構築，抗酸化作用
ビタミン C	コラーゲン合成，アミノ酸代謝，免疫強化，鉄の吸収促進
ビタミン E	皮膚の末梢血管を拡張し，血行を促進 皮脂の酸化を防ぐ抗酸化作用，赤血球溶血防止
鉄	血流確保，組織への酸素運搬
カルシウム	コラーゲンの架橋形成
銅	コラーゲンの架橋，造血に関与
亜鉛	たんぱく合成，酸素活性の発現に関与し，核酸・たんぱく質代謝・糖・脂質代謝に必須 ※亜鉛の吸収は銅・鉄の吸収と拮抗関係にあるため，過剰投与は銅・鉄の微量元素欠乏を引き起こす可能性がある.

［日本病態栄養学会（編）：病態栄養専門管理栄養士のための病態栄養ガイドブック，改訂第 6 版，南江堂，p 9-81，327-333，2019 より引用］

栄養管理を行います.

　各栄養素が創傷治癒にどのように働くかを表3に示しました. 創の状態に合わせてどの栄養素が必要かということをアセスメントし，計画実施します. DESIGN-R®の評価結果から褥瘡の状態について NST に情報提供し，看護師，医師，NST が褥瘡評価と栄養管理の両面から栄養投与内容を計画します. 褥瘡やスキン - テアの評価に応じた栄養投与計画は，現場の看護師と医師が褥瘡評価と栄養管理の両者の知識を持って実施します.

❷ 経口や経腸栄養摂取の障害となる要因の排除と改善

ⓐ 経口や経腸栄養時の体位

　経口・経腸栄養摂取時の体位である頭側挙上では，褥瘡好発部位である背部や仙骨部，踵部に圧迫やずれが生じやすくなります（図2）. 座位では筋力低下や脊柱の変形，関節可動域に制限がある患者の場合，長時間の座位保持が困難となり，仙骨座りや左右どちらかに傾くなど体位が崩れやすくなります（図3）. 崩れた体位での摂取や摂取時間が長時間に及ぶ場合，圧迫やずれによる疼痛増強や体位の崩れによる食べにくさなどが

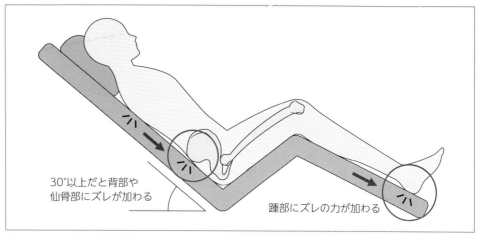

図2　ベッド上　頭側挙上によるずれ

30°以上だと背部や
仙骨部にズレが加わる

踵部にズレの力が加わる

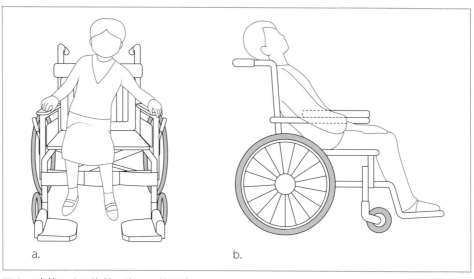

a.　　　　　　　　　　　　b.

図3　座位による姿勢の崩れ，仙骨座り

a：身体に合わない車椅子を使用することによる姿勢の崩れ．姿勢が崩れることにより，座面と接触している坐骨結節や尾骨部，大転子部に圧迫とズレが生じる．

b：仙骨座り．脊柱の変形や筋力の低下などにより，背もたれにもたれかかる姿勢．仙骨部に圧迫とズレが生じる．

食欲や摂取量に影響します．頭側挙上では，背抜き（圧抜き）によるずれの解消（図4）や，ずれが生じにくい座位の保持（Ⅲ章-3「摂食嚥下障害」の図1参照）を行うとともに，食べやすい食事や短時間で投与できる栄養剤の形態などを選択します．

b **経管栄養・静脈栄養に用いるカテーテルやチューブ類の固定**

　長期間の留置により，留置部位や固定部位の皮膚は圧迫やテープ貼布剥離による機械

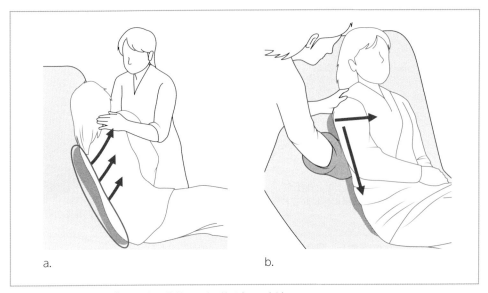

図4　頭側挙上時のずれ解消：背抜き（圧抜き）の方法
a：圧がかかる背部〜尾骨部をベッドから離す.
b：圧がかかる部位に，手を矢印の方向に挿入し圧を抜く方法.

的刺激を受けています．このため皮膚損傷のリスクは高く，損傷をきたした場合は，その部位のサイズや程度によっては，留置や固定が困難となります．

　テープの貼布や剥離による皮膚損傷の予防は，低刺激性の医療用テープやテープ貼布前の被膜剤の使用，またはテープの剥離時には剥離剤を使用するなど，留置・固定部位の皮膚を保護することが重要です．

　チューブやカテーテルによる圧迫予防は，チューブやカテーテルをテープでΩ型に包み込むように固定し，皮膚に貼布します．胃管の固定は鼻翼を圧迫しないようにチューブを下方に向けて固定，または鼻の下で固定します．

Ｅ　病態および栄養状態に関する患者の不安・悩みに対する相談と安心の提供

　褥瘡やスキン‐テアを保有した状態で退院になる場合，入院中に実施していた低栄養状態の改善，褥瘡治癒や再発予防として強化している栄養補給の継続が必要となります．患者や家族は退院後の生活への影響や治療・ケア方法，経済的負担などに不安や心配が生じることがあります．そのため，生活状況や介護力，経済面などに応じた栄養補給の継続期間やサプリメント，補助食品の選択など栄養管理に関する支援を行います．また褥瘡処置や褥瘡の悪化や予防ケアの技術的な指導や相談対応は，褥瘡対策チームや皮膚・排泄ケア認定看護師と連携して行います．

■文　献
1）真田弘美ほか：褥瘡発生要因の抽出とその評価．褥瘡会誌 **5**：136-149，2003
2）日本褥瘡学会（編）：褥瘡ガイドブック第3版　褥瘡予防・管理ガイドライン（第4版準拠），照林

　　社, 2015
3 ）日本創傷・オストミー・失禁管理学会（編）：ベストプラクティス　スキン - テア（皮膚裂傷）の
　　予防と管理, 照林社, 2015
4 ）日本病態栄養学会（編）：病態栄養専門管理栄養士のための病態栄養ガイドブック, 改訂第 6 版,
　　南江堂 p9-81, 327-333, 2019
5 ）日本病態栄養学会（編）：認定 NST ガイドブック 2017, 南江堂, p153-158, 2017

Ⅲ章　看護師の専門性と栄養看護

5 がん（薬物療法・放射線療法・終末期）

●末武　千香，矢吹　浩子

■ Summary ■

　がんの死亡数と罹患率は増加し続けています．低侵襲で治療効果の高い手術操作，機械工学の進歩，手術・薬物・放射線を組み合わせた治療法の確立で，がん患者の社会的活動の制約を減少させ，生活の質（quality of life：QOL）を向上させています．しかし，いくら有効な治療法であっても計画通りに治療を行うことができなければ，効果は得られません．治療中の患者の栄養状態が，有害事象の発生率や，予後に関連することも判っており，栄養状態を改善，維持することは重要です．また，終末期にみられる悪液質は栄養障害が不可逆的であり，患者の安楽を優先した栄養管理が必要になります．そのため看護師は，①集中的な観察と医学的根拠に基づく栄養状態の判断，②専門的な知識に基づく安全な栄養療法の実施，③必要な栄養量の投与，摂取障害要因の排除・改善，④患者の生活・価値観を重視した栄養療法の実施が特に重要です．

A 集中的な観察と医学的根拠に基づく栄養状態の判断

1 がん患者が低栄養に陥りやすい理由

　がんは，治療によってさまざまな代謝性変化や栄養摂取量の減少をきたし，低栄養を引き起こす典型的な病態です．

　がん患者の初発症状の１つに体重減少があります．がん患者にみられる体重減少は，がん関連体重減少（cancer-associated weight loss）とがん誘発性体重減少（cancer-induced weight loss）に大別されます．がん関連体重減少は，消化管の狭窄や閉塞，治療による食欲不振，告知などによる摂食不良などが原因で起こります．がん誘発性体重減少は，がん細胞自身やがん宿主免疫担当細胞から産生されるサイトカインなどにより引き起こされる代謝異常が原因とされています．がん関連体重減少は十分なエネルギーの補給やたんぱく質投与により改善しますが，がん誘発性体重減少は通常の栄養管理では体重の維持・改善は困難とされています．両者を厳密に区別することは困難ですが，がん患者には代謝異常が起こっていることを考えなくてはなりません．たとえば，通常の飢餓による体重減少はグルコースの代謝低下が認められるのに対し，がんによる体重減少はグルコースの代謝亢進を伴います．また，終末期のがん患者には，骨格筋たんぱく質の分解亢進と合成低下，さらに脂肪分解亢進，脂質合成低下，全身の脂肪組織の喪失がみられます．これらの代謝変化は栄養状態の維持を妨げ，低栄養となり，体重減少の進行を抑止できなくなります．

2 低栄養によるがん治療への弊害

有効な治療法であっても，低栄養状態では予定された治療を十分に行うことができず，その効果は減弱します．

診断前から体重減少を呈していたがん患者では，体重が維持されていたがん患者に比して，治療関連の合併症（副作用）が多い，がん治療に対する反応が障害される，活動性が低い，QOL が低下している，生存率が低い，といった不利な点がわかってきています．がん患者の QOL が低下している原因は体重減少と栄養障害がその半数を占め，病期やがんに対する治療の影響より大きいことが報告されています[1]．

栄養状態を改善・維持することは，がん治療の副作用を最小限にし，生活を維持しながら治療を継続する基本となります．そのため看護師は，患者が低栄養をきたすことなく治療を受けられるように，低栄養の徴候を発見できる観察力と栄養評価の知識を有することが必要です．

3 終末期の栄養面の特徴

がんの終末期にはいくつかの定義がありますが，日本緩和医療学会では，「根本的な治療がないと判断され，生命予後が 1 ヵ月程度と予測される場合を終末期とする」[2] としています．また，「緩和期〜終末期の患者の 4 〜 23％はがん自体ではなく栄養障害により死亡する」[3] との報告もあり，終末期においても可能な限り栄養状態を維持できるようにしなければなりません．

がん終末期にみられる悪液質は，栄養摂取量の減少と担がん状態の代謝異常などが絡みあって引き起こされています．それらの病態には，がんそのものの存在，担がん生体の反応，がんに対する治療など複数の要因が関係しています．詳しくは，「Ⅱ章 3. るい痩」の表 2 を参照ください．

4 看護師は何を観察するのか

看護師は毎日 24 時間を通してベッドサイドケアを行っています．他の職種には観察困難な患者の状態を知ることができ，以下の項目を観察します．

(1) 一般的栄養評価とされる項目

一般的栄養評価の指標はもちろん，特に体重の変化や食事摂取状況は，治療に伴う有害事象なのか，がんの進行に伴う消化器症状の出現なのかを早期に把握する手がかりとなります．体重測定においては，患者は嘔気・倦怠感などが強い場合にはベッドから動くこともできないため，看護師は患者の安楽を優先して測定しないことがあります．しかし，体重は栄養状態をありのままに示すため，可能な限り測定し，栄養管理や予後の推定に役立てます．

(2) 治療による有害事象

治療計画を把握し，その治療にはどんな身体的影響があるのかを医学的に理解し，意図的に観察します．

(3) 患者の意欲，表情

患者の意欲や表情の変化から，食欲の変化，精神的な疲労を推察します．

Ⅲ章　看護師の専門性と栄養看護

(4) 視診，聴診，打診による自覚症状外の身体状態

　腹部膨満や腹水，胸水貯留，脈拍や血圧，皮膚の張り，顔貌などの所見により患者が自覚していない症状を推測します．

　外来で薬物療法，放射線治療を行っている患者の場合は，患者や家族からの聞き取りと受診時の身体の観察で栄養状態を評価しますが，看護師以外の職種は患者の受診時に必ず患者と対面できるとは限りません．したがって，看護師は患者家族との関係を構築しておき，できるだけ詳細な情報を得られるようにします．

B 専門的な知識に基づく安全な栄養療法の実施

　積極的な栄養療法の適応となるのは，がん薬物療法や放射線療法前に低栄養がみられる患者，がん薬物療法，放射線療法による有害事象により栄養状態が悪化することが予測される患者です．

　消化管閉塞や穿孔，嚥下障害などの特殊な病態を除いて，経口あるいは経腸栄養を行うのが原則です．

　頻回の嘔吐や腸炎症状を伴う下痢が出現すると経腸栄養を中止せざるを得ません．有害事象の持続期間を推測し，末梢静脈栄養法（peripheral parenteral nutrition：PPN）もしくは中心静脈栄養法（total parenteral nutrition：TPN）を行います．がん薬物療法の重篤な有害事象に消化管毒性があり，悪心・嘔吐，下痢，便秘，口内炎などの症状として現れます．この場合は静脈栄養の選択となりますが，免疫能を維持してバクテリアルトランスロケーションを予防するためにも，腸が使えるなら経口もしくは経腸栄養の原則に従い，可能な限り経口，経腸摂取を目指します．

　TPNでは中心静脈カテーテル（central venous catheter：CVC）や埋め込み式カテーテル，末梢挿入式中心静脈カテーテル（peripheral inserted central cathetel：PICC）などを治療期間や用途に応じて使い分けられます．最近ではがん薬物療法の安全な投与のために，治療開始前から皮下埋め込み式カテーテルを造設していることも多くなりました．

　皮下埋め込み式カテーテルは，抗がん薬治療中の有害事象の出現やがんの進行による経口摂取が困難となった場合に，必要な栄養量を輸液することができます．また，抗がん薬の治療中は自宅で管理することも多く，その取り扱いを指導していれば，経口摂取不足となった場合に，在宅での輸液管理を行うことができるようになり，入院か在宅かの患者の選択肢が増えます．そのため，使用中はカテーテル関連血流感染（CRBSI）などの合併症を起こさないよう管理を行い，使用していない時期も閉塞しないように管理する必要があります．

C 必要な栄養量の投与，摂取障害要因の排除・改善

1 がん患者に必要な栄養

　基本的には1日必要エネルギー量を25 〜 30 kcal/kg として投与量を設定し経過をみ

ながら増減します．三大栄養素や微量元素の投与量は健常人と同様に設定します．

　がん薬物療法を行ってエネルギー消費量は増大しません．必要エネルギー量を算出する場合，がん薬物療法を行っていても傷害係数は1.0とします．発熱や下痢などによって代謝が亢進していると考えられる場合は，それに応じて傷害係数を増加させます．がん患者では，がんが比較的早期の段階でも食事摂取量が通常より減少している場合があり，特に進行がん患者では実際のエネルギー・たんぱく質摂取量が必要量に達していないこともみられます．さらに，皮下脂肪の減少も認められ，食事摂取量は体重減少に大きくかかわっています．がん患者に総エネルギーに対する脂質カロリー比を高めた輸液による検討，三大栄養素の投与量などを考慮した検討が行われてきましたが，有効性はいまだ証明されていません．したがって三大栄養素の投与量や組成については健常人と同様に決定します．がん治療に有効な可能性がある栄養素の1つとして，n-3系脂肪酸であるエイコサペンタエン酸（EPA）が注目されていますが，有効性はまだ十分に示されてはいません．

　がん治療中に行う栄養療法の目標は，体重の現状維持かやや増加を目標とします．頻回の下痢や嘔吐を認める症例では，水・電解質バランスに注意します．下痢便や吐物の量を把握し，喪失した水分と電解質を補充します．がん患者の代謝動態は個々で異なっているため，個々の代謝状態や治療の侵襲度を考慮して必要量を算出します．がん化学療法，放射線治療中の支持療法としての栄養療法を行うには，患者に行われる治療計画を知り，起こりうる有害事象を把握し，その出現時期に応じた予防ケア，観察を行い，低栄養に陥る前に栄養管理を行う必要があります．

2 摂取障害要因

　がんの薬物，放射線治療による摂取障害要因は消化管毒性です．消化管毒性には，悪心・嘔吐，下痢，口内炎・味覚障害などがあります（表1〜3）．

3 終末期における栄養

　終末期がん患者の栄養投与に関しては，日本緩和医療学会が2013年にガイドラインを示しており，それによると，生命予後が1ヵ月程度と考えられる悪液質の終末期がん患者に対しては，「経口摂取を改善させるためのケアを中心とした経口摂取の工夫を試み，生命予後の延長を目的に輸液を行わない事を推奨する」[2]とされています．また，生命予後が1〜2週間と考えられる終末期がん患者に対しては，「生命予後の延長を目的とした輸液を行わないことを推奨する」[2]とされています．

　この時期にエネルギーの補給が生命予後を延長する根拠がないこと，代謝性の合併症を生じる可能性が高いことなどがその理由です．しかし，終末期の輸液に関する医療者の見解は多様であり，医師個人の価値観に影響されています．終末期がん患者と家族は，輸液に関して肯定的な考えと，同時に否定的な考えを持つという両価性の感情を抱きます．患者の経口摂取低下時に家族は，何もしてあげられないという無力感，自責感などのつらさを感じます．

　終末期がん患者に対する輸液療法の適正を考えるにあたっては，次の事項に配慮します．

表1　悪心・嘔吐の原因と栄養管理による対策とケア

原　因	栄養管理による対策とケア
①抗がん薬による化学受容器引金帯への直接刺激 ②抗がん薬投与によって分泌されたセロトニンやサブスタンスPによる嘔吐中枢刺激 ③精神的要因による嘔吐中枢刺激	・制吐約の予防投与 　悪心・嘔吐を引き起こす抗がん薬には予防投与を行う ・抗がん薬投与直後だけでなく数日間は持続するため観察が必要 ・1週間程度の経口摂取ができないと予測される場合や水分摂取ができない場合は積極的に栄養療法の介入 　投与エネルギー：25〜30 kcal/kg/日 　たんぱく質量：1.5 g/kg/日 ・食事指導 　刺激の強いもの，脂っぽいもの，臭いの強いものを避ける 　脱水予防のための水分補給 　便秘を予防 　栄養補助食品の併用 　食べやすいものを摂取

表2　下痢の原因と栄養管理による対策とケア

原　因	栄養管理による対策とケア
①薬物療法薬剤やその代謝物による腸粘膜上皮絨毛の萎縮と脱落 ②腹部，骨盤，腰椎あるいは傍大動脈への放射線照射による消化管への影響	・食事療法による腸管粘膜に対する刺激や負担を低減する ・食事指導 　食事は温かく消化のよい低残渣の食事を少量ずつ摂取 　アルコール，牛乳や乳製品，カフェイン含有食品，高繊維食物，高脂肪食品は下痢をきたしやすいため避ける 　水分補給は，常温の水やイオン飲料をこまめに摂取 ・腸管粘膜萎縮，脱落が起こっている場合や放射線腸炎の程度によっては腸管の安静が必要なため，経腸栄養を漫然と継続しない

表3　口内炎・味覚障害の原因と栄養管理による対策とケア

原　因	栄養管理による対策とケア
〈口内炎〉 ①抗がん薬・放射線治療による口腔粘膜に対する直接作用 ②好中球減少に口腔粘膜炎を伴う感染症	・治療開始前にう歯や歯槽膿漏の治療をすませる ・口腔炎予防のために口腔内を清潔に保つ 　歯磨き4回/日，含嗽7回/日 ・食事指導 　少量で高カロリーの栄養補助食品の摂取柑橘類や酢，香辛料，熱いもの，硬いもの，粘膜に貼り付きやすいものなど，口腔粘膜の刺激となるものを避ける ・頭頸部腫瘍や食道癌領域での放射線治療時に口内炎に対しては経口栄養補助食品の摂取を第一選択し，不足する場合に経管栄養を実施する
〈味覚障害〉 ①味蕾細胞や味覚伝達路である神経の障害 ②唾液分泌低下による口腔内乾燥 ③薬剤による亜鉛の吸収阻害 ＊不明なメカニズムも多い	・味覚障害時には血清亜鉛値を測定し，低値であれば亜鉛の服用をする ・亜鉛含有量の多い食品を補給する ・頭頸部領域の放射線治療時の味覚障害に対しては，唾液分泌低下への対策のため，水分含有量が多く，喉ごしのよい食品を勧める

- 患者の最善の利益の実現，患者の QOL の向上
- 患者の自己決定，患者の事前指示書，患者の希望の尊重
- 十分な対話の重要性
- 医療行為の侵襲性に対する認識
- 延命治療の差し控えと中止は倫理的には違いがないことの認識

　患者，家族にとって輸液は，しばしば患者に対する誠実さの表現，文化的規範，ケアのシンボル，最後まで希望を捨てないことの証であり，患者の全身状態が悪化したあとも継続することになりがちです．しかし，終末期は輸液投与に伴う心不全や呼吸不全を起こしやすく，浮腫や胸水，腹水の増悪を招くため，過剰な水分摂取が安楽を阻害することになります．患者の希望と患者の最善の利益の実現を第一に目指すため，十分な対話による決定をします．

D 患者の生活・価値観を注視した栄養療法の実施

　がん薬物療法や放射線療法の治療の場は全国的に入院から外来にシフトしています．患者が本来，社会生活を営む場で治療を継続していかなければならないため，より生活に注視した支援が重要になってきます．

　外来患者と入院患者との違いは，常時栄養管理ができないことと，食事提供者が患者本人もしくは患者家族である点です．入院患者は常時栄養状態のモニタリングが可能で，必要時は経腸栄養，静脈栄養を含めた栄養介入を行うことができます．しかし，外来患者においては栄養状態のモニタリングは外来受診日にしか行えず，通院は 1 〜 3 週間ごとであり，入院患者に行うような栄養管理は困難です．患者または家族が指示された栄養療法を自宅で行うことになり，摂取量や栄養療法の妥当性を次回受診日までは評価できない点にあります．

　入院患者のサポートと変わらない点は，患者の変化に気づいてつなげていくことにあります．患者に関わるさまざまな職種が栄養管理の視点から，患者の食事摂取量の低下や体重減少などのわずかな変化を認識し，情報を共有してそれぞれの専門性を生かして栄養管理を行う必要があります．的確なアセスメントを行い，患者のアドヒアランスを保てるような支援が必要です．担がん患者の多くは低栄養状態にあります．薬物・放射線治療時の低栄養状態は奏効率の低下，高率な有害事象を起こすので十分な栄養摂取を行うことで治療の完遂率が向上します．奏効率，QOL，予後の向上が，がん治療患者に対する栄養管理の目的です．

■文　献
1 ） Ravasco P et al：Cancer：disease and nutrition are key determinants of patientas' quality of life. Support Care Center **12**：246-252,2014
2 ）日本緩和医療学会，緩和医療ガイドライン委員会（編）：終末期がん患者の輸液療法に関するガイドライン 2013 年版，金原出版，2016
3 ）日本静脈経腸栄養学会（編）：静脈経腸栄養ガイドライン，改訂第 3 版，照林社，p344，2014

Ⅲ章　看護師の専門性と栄養看護

6 周 術 期

●柏本　佳奈子

■ Summary ■

　周術期栄養管理の目的は，患者の早期社会復帰となります．栄養不良があると，外科手術後の合併症の発生率や死亡率が高くなることが知られています．チーム医療の重要性が問われている現在，多くの専門職の能力を発揮することができるように必要な情報を提供し，専門家同士の橋渡しをすることも看護師に求められる役割となります．低栄養状態の患者に治療が苦痛なく実施されるよう援助し，栄養障害に起因する弊害を最小限とし，栄養管理が安全に実施できるよう知識とスキルを向上させることが必要です．

Ａ 集中的な観察と医学的根拠に基づく栄養状態の判断

　栄養アセスメントは，問診と簡単な身体計測によって栄養評価を行う方法と，血液生化学検査や客観的な身体計測，生理機能検査を用いて行う方法に分けられます．栄養アセスメントによって術前の栄養状態を的確・迅速に把握することが必要です．

　緊急手術では，栄養改善を図る時間がありません．栄養不良によって，術後予測される合併症などを予防する栄養管理に取り組む必要があります．

1 簡易的栄養アセスメントツール

a SGA（subjective global assessment．主観的包括的アセスメント）

　SGA は，特別な器具や機器を使用せずに患者の病歴と身体所見から栄養状態が良好，不良，大変不良と大まかにふるい分けされます（図 1）．

b NRS-2002（nutritional risk screening 2002）

　NRS-2002 は，initial screening と final screening の 2 段階に分けて行われます（図 2）．4 つの設問からなり，1 つ以上当てはまれば final screening を行います．すべて当てはまらない場合は 1 週間ごとにスクリーニングを行います．

　NRS-2002 によるスクリーニングは，final screening で栄養状態の評価が客観的な数値で行えるため，スクリーニングで用いやすいといえます．主に急性期向けの栄養スクリーニングとして用いられています．

　主観的栄養評価として，問診と視診を行います．問診では体重変化，食事摂取量の変化，消化器症状（悪心，嘔吐，下痢，食欲不振など），口腔・嚥下障害，食事介助の必要性の有無，全身状態を見ます．視診では，体格や動作，姿勢，皮膚・粘膜の色調などから全身状態を観察します．

A）病歴
1．体重変化
　　過去6ヵ月間の体重減少：_____ kg　減少率%
　　過去2週間の体重変化：増加□　　変化なし□　　減少□
2．平常時と比較した食物摂取の変化
　　変化なし□
　　変化あり：期間____週　_____日間
　　タイプ：不十分な固形食□　完全液体食□　低カロリー液体食□　絶食□
3．消化器症状（2週間以上持続しているもの）
　　なし□　　嘔気□　　嘔吐□　　下痢□　　食欲不振□
4．身体機能
　　機能不全なし□
　　機能不全あり：期間　_____週　_____ヵ月
　　タイプ：労働に制限あり□　　歩行可能□　　寝たきり□
5．疾患，疾患と栄養必要量の関係
　　初期診断：_____
　　代謝要求/ストレス：なし□　　軽度□　　中等度□　　高度□

B）身体計測
　　（各項目を以下の尺度で評価：0＝正常，1+＝軽度，2+＝中等度，3+＝高度）
　　皮下脂肪の減少（三頭筋, 胸部）____，筋肉量の減少（大腿四頭筋, 三角筋）____,
　　踵部の浮腫____, 仙骨部の浮腫____, 腹水____

C）主観的包括的アセスメント
　　栄養状態良好　　　　　　　　　　　　　　　A □
　　中等度の栄養不良（または栄養不良の疑い）　B □
　　高度の栄養不良　　　　　　　　　　　　　　C □

図1　SGA（subjective global assessment）

【initial screening】
① BMI＜20.5
②最近3ヵ月以内の体重減少がある
③最近1週間以内に食事摂取量の減少を認める
④重篤な疾患を有している
上記中1つでも該当すれば次に移る

【final screening】
栄養障害スコア
な　し：score 0
軽　度：score 1　体重減少＞5%/3ヵ月
　　　　　　　　　食事摂取　50～75%以下
中等度：score 2　体重減少＞5%/2ヵ月
　　　　　　　　　BMI　18.5～20.5
　　　　　　　　　食事摂取　25～65%以下
高　度：score 3　体重減少＞5%/1ヵ月
　　　　　　　　　BMI　18.5未満
　　　　　　　　　食事摂取　0～25%以下

【final screening】
侵襲スコア（栄養必要量増加の有無）
な　し：score 0　栄養状態正常
軽　度：score 1　骨盤骨折, 慢性疾患
　　　　　　　　　COPD, HD, DM, がん
中等度：score 2　腹部手術, 脳梗塞
　　　　　　　　　脳内出血, 重症肺炎
　　　　　　　　　血液悪性腫瘍
高　度：score 3　頭部外傷, 骨髄移植
　　　　　　　　　ICU患者（APACHE＞10）

☆栄養障害＋侵襲スコア＝合計スコア
（70歳以上は＋1）
☆合計が＞3であれば積極的な介護介入が必須
☆＜3の場合には週1回の再評価

図2　NRS-2002（nutritional risk screening）
COPD：慢性閉塞性肺疾患，HD：血液透析，DM：糖尿病．APACHEスコアはICU入室患者の重症度指標

Ⅲ章　看護師の専門性と栄養看護

表1　血液検査値と考えられる栄養障害・疾患

	基準値	高いとき	低いとき
血清アルブミン（Alb） （g/dL）	3.9〜4.9		たんぱく不足 肝障害，ネフローゼなどの腎機能障害，栄養障害など
コリンエステラーゼ(ChE) (IU/L)	男性：242〜495 女性：200〜459	ネフローゼ症候群，栄養過多など	たんぱく質・エネルギー低栄養状態 肝障害，栄養障害など
ヘモグロビン（Hb） （g/dL）	男性：13.5〜17.6 女性：11.3〜15.2	多血症，脱水など	ビタミン欠乏・鉄欠乏性貧血のチェック 鉄，ビタミンB_{12}，葉酸の欠乏，貧血，再生不良性貧血，悪性貧血など
総リンパ球数（TLC） （/μL）	2,000以上	栄養状態と相関して増減する	栄養状態と相関して増減する 低栄養状態，異化亢進では著しい消耗や免疫細胞の合成低下

2 客観的栄養アセスメント

　客観的アセスメントとしては，身体計測，血液・尿・生化学検査，免疫機能検査，体組成，間接熱量計，筋力検査，呼吸機能検査や運動機能検査があげられます（表1）.

　客観的データの半減期，回復までにかかる期間と栄養学不良の原因を考察して，適切なデータを用いてアセスメントする必要があります.

　食事摂取状況の観察では，食事摂取状況，摂取カロリーを把握します.

　周術期には，手術侵襲によるアルブミン消費の増大，血管の透過性亢進，輸血などによる体液希釈，肝臓での産生低下などが原因で低アルブミン血症が認められます. 血清アルブミン低下がみつかった場合は，栄養状態の低下を疑うのと同時に，血清アルブミン低下をもたらす疾患が隠れていないかを判断する必要があります. 身体計測や消化器症状，見た目のるい痩などで栄養不良が疑われた場合，血液検査所見で最終的に栄養不良の程度を判断し，栄養管理計画立案につなげます.

B 専門的な知識に基づく安全な栄養療法の実施

1 周術期の生体反応

　手術による出血や疼痛といった刺激は，侵襲となって，視床下部から始まる神経内分泌反応を引き起こします. 自律神経では交感神経を介して副腎髄質からカテコールアミ

ン（アドレナリン，ノルアドレナリン）が分泌されます．カテコールアミンは末梢血管の収縮，心拍増加によって循環血液量を維持し，頻脈や血圧上昇を起こします．免疫機構，代謝に関する急性反応が出現し，身体のバランスを保とうとします．

② 手術と循環血液量不足

手術によって損傷を受け，ケミカルメディエーター（化学伝達物質）と呼ばれるヒスタミン，プロスタグランジンなどが産生されると，血管内皮細胞の開大と膨化により血管の透過性が亢進します．

その結果，血管内の細胞外液がサードスペースに移行し，血管内の循環血液量は減少します．周術期の患者は，血管内からサードスペースに移行してしまった水は血管外に止まってしまいます．そのため，血管内液が減少したときにサードスペースに移行した水などを利用できなくなります．細胞外液を補充しなければ，循環血液量は欠乏し，血管内は脱水状態となってしまいます．術中から術後半日はサードスペースへの移行が続き，全身に浮腫が生じ，循環血液量が減少して尿量も減少します．循環血液量を保つという輸液本来の目的を踏まえた輸液の必要性を理解し，水分出納バランスの算出も含めて，看護師は正確な輸液管理を行わなければなりません．

術直後から 48 時間の侵襲期は，異化亢進によってエネルギーとなるブドウ糖を投与すると，グルコース利用率の低下やインスリン抵抗性の増大などから高血糖状態となることがあるため，血糖コントロールも必要となります．そのため術後 1 ～ 2 日での過剰な栄養投与は不要となります．

③ 中心静脈栄養（total parenteral nutrition：TPN）

高濃度の栄養輸液を中心静脈から投与することで，糖質，アミノ酸，脂質，電解質，微量元素およびビタミンの 1 日必要量を投与することができます．もともと栄養不良がある場合は，さらに栄養不良に陥ってしまうため，早めに TPN に移行する必要があると考えます．中心静脈カテーテルは安全を第一に考慮すると末梢挿入式中心静脈カテーテル（peripherally inserted central catheter：PICC）が第一選択となります．カテーテル留置中は感染対策が重要となり，カテーテル管理が必要です．

④ 末梢静脈栄養（peripheral parenteral nutrition：PPN）

PPN は，アクセスが容易で重篤な合併症がなく，用いられやすい特徴があります．PPN 単独では，投与可能なエネルギー，期間，栄養素に限界があり，栄養状態の改善は期待できません．適切な輸液内容を考えれば，1,000 kcal/日以上可能となりますが，水分投与量が過剰となってしまいます．病態別の適切な輸液処方の作成には向いていません．周術期，特に術後の PPN として，アミノ酸含有輸液製剤が軽度～中等度の侵襲下で使用されています．

術後早期（術当日から 1，2 日）は，水分・電解質の補充と循環動態の安定を優先させます．移行期（術後 1，2 ～ 5 日目）は PPN や低濃度 TPN を使用し，回復期に高濃度 TPN としていきます．術後早期は 30 kcal/kg/日以下，回復期には 35 ～ 50 kcal/kg/日とします．

Ⅲ章　看護師の専門性と栄養看護

脂質を含まない高カロリー輸液を投与した場合，2〜4週間で必須脂肪酸の欠乏が起こるといわれています．脂肪乳剤には必要な必須脂肪酸が含まれており，静脈栄養施行時には禁忌例を除き投与することが望ましいとされています．浸透圧比は1で等張となっているため，静脈炎のリスクも少なくなっています．

脂肪乳剤の推奨投与速度は0.1 g/kg/時です．20％100 mLの脂肪製剤の場合であれば，体重50 kgの場合は，4時間で投与することが適正速度となります．投与速度が速すぎると，脂質のリポたんぱく化が間に合わず，加水分解されない人工脂肪粒子が血中に停滞して血中脂質濃度が上昇し，脂質異常症となる可能性があります．また，停滞した人工脂肪粒子が毛細血管などを閉塞させるおそれもあります．さらに，加水分解されなかった人工脂肪粒子はエネルギーとして使われることはありません．

脂肪乳剤を安全に投与するためには，これらを理解し適正な速度管理を行うことが必要です．

看護師は，患者に安心を与えるために輸液の内容や目的を説明します．そのためには，術後の輸液の内容を確認し，術直後に投与する輸液はどのようなものが正しいかを，正しく理解することが必要です．処方された輸液や薬剤を接続するだけでなく，投与している薬剤の意味，危険性を正しい知識を持って実施することが安全な輸液管理につながります．

5 経腸栄養

経腸栄養で腸を使うことは，腸のバリア機能，免疫能が維持され，バクテリアルトランスロケーションが回避できると考えられています．消化管やその周囲にはリンパ球などの免疫担当細胞が60％以上集まっており，消化管は人体のなかで最も重要な免疫臓器となります．そのため，積極的栄養管理が必要な場合の栄養投与経路は，経口栄養・経腸栄養を原則的に第一選択とします．

摂取エネルギーが目標エネルギー量の60％以下である場合は，経腸栄養の追加を検討します．術中に空腸瘻を造設した場合は，開始時は経腸栄養ポンプを用いて10〜20 mL/時から開始します．投与速度の調整が管理のポイントとなります．

経腸栄養施行中は，リハビリや検査・ケアなどがあると投与する時間の調整が難しい，注入量が増えると注入時間が長くなる，栄養剤によって滴下調節が難しいなどの問題があるため，投与速度を決定した後も観察して細かな調整を行います．半固形化栄養剤や粘度可変型栄養剤を上手く利用して投与時間の調整を行うことが必要です．

6 経口摂取開始後の介助・観察

手術後は，消化液の分泌が低下し，消化・吸収能力が低下します．そのため，経口摂取開始にあたっては介助・観察が必要となります．食道切除，胃切除術後では，透視検査で縫合不全がないことを確認してから，胆嚢切除術，肝臓切除術，小腸・大腸切除後では腸蠕動音が確認できてから経口摂取開始となります．開始後は，摂取状況と腹部症状の有無を観察します．聴診を適切に行い患者の腹部状況を判断し，どのような食べ方がよいか助言していきます．

a 術式・患者の状態に応じた説明

手術後は，消化・吸収能力が低下し，腸蠕動の動きが弱くなるために腹満感を訴えたりすることがあります．無理をして全量摂取しなくてもよいことを説明しましょう．

食事開始後の数日は，看護師が配膳し，症状の有無や食べられそうかどうかなどを聞き取り，多量摂取困難であれば，どの食材を食べたらよいかを助言することで，患者は安心して摂取できます．必要なエネルギー，栄養素を摂取するために，どのようにしたら摂取できるかを，患者の状態に合わせた助言ができるようなスキルが必要です．

b 腸蠕動音のアセスメント（assessment of sound）

腸が動いているということ証明するには，視覚的あるいは聴覚的な評価が必要になります．一般的には，腸蠕動音を聴く場所は腹部のどの場所でもよいとされています．

腸蠕動音の聴こえ方により，次のように定義されています．

① 5 〜 15 秒おきに聴こえる状態は，正常

② 1 分間聴こえない状態は，腸蠕動音の減少

③ 5 分間聴こえない状態は，腸蠕動音の消失を意味するので腸管は使用できない

④ 1 分間に 35 回以上聴取される場合は腸蠕動音の亢進

c 部位別手術後の食事指導

胃切除術後なら，胃の貯留機能が低下することや，胃酸が減少して消化されにくくなり，胃内容物の逆流が起こりやすくなります．この場合，消化を助け栄養吸収をよくするために，食事を数回に分けたり，ゆっくり噛んで摂取するような指導が必要になります．

小腸・大腸切除なら，消化・吸収能力が低下し下痢を起こしやすくなるため，水分摂取を調節し消化のよいものを摂取することが必要になります．

具体的な食品に関することは管理栄養士に指導を依頼し，看護師は術式と術後の経過から解剖生理上の変化を具体的に説明します．

7 排便観察

術後は消化・吸収能力の低下や吻合部の狭窄による便の通過障害などから，排便パターンに変化が起こります．排便回数，性状，色調，臭い，血液混入，随伴症状（腹痛など）の有無，薬剤使用時の反応を観察します．

小腸・大腸切除後は，消化・吸収能力が低下し，下痢を起こしやすくなります．食事や水分摂取の方法を工夫したり，整腸剤を用いたりします．腸の切除範囲により便の性状が異なるため，術式を理解したうえで排便の観察をしていきます．術後初めての便には，手術操作により腸管内に残っていた血液が混入することがあります．何度も続く場合は，吻合部からの出血や消化管出血の可能性もあるため，医師に報告します．

硬便は吻合部に圧がかかってしまうため，緩下剤にて排便のコントロールを行います．

a 排便パターンの変化への配慮

患者は排便パターンの変化に戸惑いを感じることがあります．頻回の排便が苦痛となり，食事を制限したり，食べることそのものに苦痛を感じたりすることがあります．食事の内容や摂取方法，内服薬でコントロールできることを説明し，安心できるようにします．術後は腹圧がかかると創痛が増強するため排便時に力むことが困難となります．

Ⅲ章 看護師の専門性と栄養看護

力まなくても排便できるよう，緩下剤などでコントロールすることも必要になります．

Ⓒ 術前・術後の摂取障害要因の排除・改善

　栄養評価をして実際の投与量が決定しても，摂取障害が生じてしまうと栄養療法は実施できません．必要量が投与できない，あるいは摂取できない場合，機能的な問題なのか，投与方法・管理の仕方の問題なのかを判断し，投与方法・管理の仕方に原因があれば改善を図ります．

　周術期の患者は，通過障害や食思不振が病気そのものから発生していることがあります．また，食事そのものの不味さ（堅い，冷めているなど）や，盛り付けの粗末さなどが摂食障害の要因となることがあります．そういった場合は，看護師は患者の食材に対する感想や気持ちを聞き，盛り付けが粗末なものはその場で整容しながら，患者の摂食障害となっている問題を発見して，管理栄養士に報告して改善を図るなどの工夫も行いましょう．

　周術期の患者は，さまざまなストレスを感じています．病気や手術に対する不安や精神的ストレス，術後は疼痛や医療デバイス挿入による体動制限も加わります．医療デバイスの適切な管理や十分な疼痛コントロールが行えなければ食事摂取にも影響します．術後の痛みは，創痛だけでなく，組織損傷に伴う不快な感覚や情動体験などの心の痛みまでも含まれています．

　患者のそばにいる看護師の役割は，術後の痛みを評価・アセスメントし，適切な看護ケアを提供することです．処置の時間の調節，痛みに対する心理的サポートを行い，疼痛コントロール，離床，栄養管理のスケジューリングを行うことが大切です．

　周術期では，患者の状態把握からアセスメントまでスピード感が求められます．栄養療法における看護上の問題は何であるのかを明らかにして，栄養療法における看護目標をしっかりと立てることが大切です．看護力を磨き，小さなことでも，違いや疑問に感じたことはそのまま放置せずに，見逃さないことが大切です．

■文　献
1）Fearon KC et al：Enhanced recovey after surgery：a consensuss review of clinical care for patients undergoing colonic resection. Clin Nutr **24**：466-477, 2005
2）ASPEN Board of Directors and Clinical Guidelines Task Force：Guidelines for the use of parenteral and enteral nutrition in adult and pediatric patients. JPEN J Parenter Enteral Nutr **26**（Suppl 1）：1SA-138, 2002
3）深柄和彦：Bacterial translocateion の病態．日外会誌 **108**：138-142，2007
4）日本臨床栄養代謝学会（編）：日本臨床栄養代謝学会 JSPEN テキストブック，南江堂，2021
5）日本静脈栄経腸栄養学会（編）：周術期．静脈経腸栄養ガイドライン，第 3 版，照林社，p222-234，2013
6）Buzby GP et al：Prognostic nutritional index in gastrointestinal surgery. Am J Surg **139**：160-167, 1980

7 身体機能改善リハビリテーション

●井樋　涼子

■ Summary ■
　近年，日本社会における高齢化の急促進は周知のことであり，入院治療を受ける患者の平均年齢も高齢化しています．高齢者は，原因疾患の他にさまざまな併存する疾患があるだけでなく，フレイル，サルコペニアの状態であることが多く，本来の治療に要する以上に入院日数が長くなる傾向があります．入院当日から治療と併用してリハビリテーションと栄養療法を実施することで，サルコペニアの進行や栄養状態の悪化を軽減できます．看護師がリハビリテーションの基本を知り，看護師が実践できる基本的な日常生活動作（ADL）の自立と向上，生活の質（QOL）向上の支援と栄養状態の改善など，リハビリテーション栄養についての理解を深め，ケアの質の向上を図ることが重要です．

A リハビリテーション看護

　世界保健機関（WHO）では，「リハビリテーションとは，能力低下やその状態を改善し，障害者の社会的統合を達成するためのあらゆる手段を含んでいる．リハビリテーションとは，障害者が環境に適応するための訓練を行うばかりでなく，障害者の社会的統合を促す全体として環境や社会に手を加えることも目的とする」と定義されています．

　リハビリテーション（以下「リハ」）では，ADL評価が効果判定に重要です．リハの領域で，最も使用されるADL評価法は，バーセル・インデックス（Barthel Index：BI）と機能的自立度評価法（Functional Independence Measure：FIM）です．BIは，ADLの評価表で全10項目を自立・部分介助・全介助に分類し100点〜0点で点数化し，FIMは，「運動ADL」13項目と「認知ADL」5項目で構成されており各7〜1点の7段階評価（合計126点〜18点）で評価します．

　リハビリテーション看護（以下「リハ看護」）とは，「心身の諸問題により生活の不自由さに直面した人々を対象に，可能な限りの自立性と生活の質を向上させるために行う看護行為であり，人間の尊厳と可能性に注目し，健康の回復・維持・増進によって変化する力を支援することである」[1]と述べられています．

　リハ看護では，目標設定型のアプローチが求められます．患者の生活機能を高めるための環境，活動や参加の目標へ向かって，身体状態はどうあればよいのか，どのような機能が必要か，自分で何ができるかを考えられるように支援します．

B 栄養看護

　リハを行う高齢者は，低栄養とサルコペニアが好発し，リハの転帰に悪影響を与える

　ことが多く報告されています．そのため，リハを行う高齢者には，リハだけではなく，リハビリテーション栄養管理（以下「リハ栄養」）を併せて行うことが重要です．

　リハ栄養における看護の役割は，栄養状態の改善のみならず，ADLの拡大，食べる楽しみの拡充，QOL向上の実現に向けた食支援です．可能な限り，自分の手で箸を使い，食べたいものを，自分のペースで食べるために，どのようなケアが提供できるか，アセスメントします．経管栄養などの栄養ルートの選択について，本人および家族に適切な情報提供を行い，患者にとっての最善の選択と意思決定ができるようにサポートすることも看護師の重要な役割です．口腔環境が整っているか観察し，経口摂取が可能になるよう口腔ケアを実施します．口から食べたいと願っている患者に，口から食べることができるように計画・実施，評価を重ね，患者の思いを実現するケアを提供します．

Ⓒ 集中的な観察と医学的根拠に基づく栄養状態の判断

1 リハ栄養とは [2]

　リハ栄養とは，障害者やフレイル高齢者の栄養状態・サルコペニア・栄養素摂取・フレイルを改善し，機能・活動・参加，QOLを最大限高める「リハビリテーションからみた栄養管理」や「栄養からみたリハビリテーション」をいいます．

　リハ栄養の目的は，低栄養や不適切な栄養管理下におけるリスク管理，リハの時間と負荷が増加した状況での適切な栄養管理，筋力・持久力などをより改善させる栄養管理です．適切なリハと臨床栄養管理の併用で，患者のADLやQOLの向上がより期待でききます．

2 栄養スクリーニング

　リハ栄養のスクリーニングとしてよく使用されている簡易栄養状態評価法（MNA-SF®）は，65歳以上の高齢者の栄養状態を評価するツールで，高齢者の低栄養に強く影響する①食事量の減少，②体重減少，③運動能力，④精神的ストレス，⑤神経・精神的問題，⑥BMIの6項目で評価します．入院時，入院後に定期的にスクリーニングし，栄養障害患者の抽出を行います．

3 身体計測 [3]

　体重の増減によって機能改善か維持かで訓練内容が異なってくるため，リハ栄養でも体重およびBMIは，重要な栄養指標です．測定した体重が理想体重の正常領域にあっても，体重が有意に減少している場合は，摂取エネルギー量の不足を考えます．そのため，体重減少率（％LBW）も確認します．1日の％LBWが0.2％以上減少する場合や，1週間に1〜2％以上の％体重減少を認める場合は，低栄養の可能性があることを示唆します．

　骨格筋量も評価すべき項目の1つであり，上腕周囲長（AC）と上腕三頭筋皮下脂肪厚（TSF）を計測することで，全身の骨格筋量の目安となる上腕筋囲長（AMC）が推計できます（図1）．

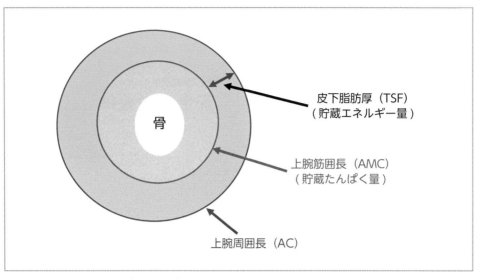

図1　上腕周囲長，皮下脂肪厚，上腕筋周囲長

　　AMC ＝ AC − π × TSF で求めます．

　下腿周囲長（calf circumference：CC）は，下肢筋肉量の評価に使用され，体重や日常生活との関連が高いとされています．

　2002 年に『日本人の新身体計測値 JARD 2001』が報告され，年齢，性別による基準値が設定されています．骨格筋量による栄養障害の判定は基準値と比較して行い，60％以上 80％未満で中等度，60％未満で高度の栄養障害があると判定します．

4 栄養アセスメント

　患者の身体的アセスメントだけではなく，生活や行動様式，社会背景，個性・人生観などについて意図的に情報収集し，患者を全人的に評価します．治療やリハ過程における栄養状態について改善，維持，悪化のいずれかを多職種で評価し，栄養状態の改善手段，機能訓練の選択や運動量の負荷など，身体機能改善のゴールを設定します．

　食事摂取量や体重，皮膚や口腔内乾燥など，日々のモニタリングから，セラピストや管理栄養士など多職種への情報の発信および栄養療法の介入が必要と判断した場合は，NST や管理栄養士に相談します．

5 身体機能・活動についてのアセスメント

　リハ栄養は，「機能」「活動」「参加」「QOL」を最大限に高めることが目的です．したがって看護師は，患者の身体機能，日常生活の自立度や活動について観察・アセスメントします．患者は，入院，治療・検査などに伴い低活動，床上安静や活動制限を余儀なくされるため，活動量の低下から筋肉量の減少を生じ，さらにサルコペニアを引き起こして，ADL が低下します．特に，筋萎縮は体幹や下肢の抗重力筋群に生じやすく，離床の遅延や移動能力の低下の要因になります．下肢の筋力が低下した患者は，転倒の

リスクが高まるうえ，ますます低活動に陥ります．低活動は，食思不振，生活リズムの障害や睡眠障害などにもつながります．看護師は患者の活動状況を観察し，栄養摂取状況と照らし合わせ，栄養状態と活動量増加のためのケアを判断します．

D 専門的な知識に基づく安全な栄養療法の実施

■1 フレイルとサルコペニア [4]

近年，わが国においてはますます高齢化が進み，入院患者の高齢化もそれと比例しています．高齢入院患者の場合，原疾患以外に併存疾患やフレイル，サルコペニア，低栄養などを認めます．高齢者のフレイルとサルコペニアは，今注目の話題であると同時に入院患者の治癒，回復遅延に大きく関係しています．

フレイルとは，高齢期にさまざまな生理的予備能が低下することにより，ストレスへの耐性が低下し，健康障害が生じやすい状態のことです（診断基準は「Ⅱ章 2. 高齢者」参照）．

サルコペニアは，加齢に伴って生じる骨格筋量の減少と骨格筋力の低下のことです．「サルコペニアは，進行性，全身性に生じる骨格筋障害であり，転倒骨折，身体機能障害および死亡率といった有害な転機の可能性の増加と関連する」と定義されています．筋肉量の低下（BMI 18.5 kg/m^2 未満），筋力の低下（握力：男性 < 25 kg，女性 < 20 kg），もしくは身体機能の低下（歩行速度 0.8 m/秒以下）を認めた場合，サルコペニアと診断します．

a サルコペニアと栄養の関係

サルコペニアの原因は，加齢，活動（廃用性筋萎縮），栄養（エネルギー摂取不足），疾患の4つに分類され，これらのうち看護上問題となるのは，活動と栄養です．1日中ベッド上で安静に過ごすと，筋肉量は 1 日当たり 0.5 ～ 1 ％減少します [9]．筋肉量は，筋たんぱくの合成と分解によって維持されているため，筋たんぱくの合成量を分解量より多くする必要があります．『サルコペニア診療ガイドライン』では，適切な栄養摂取，特に 1 日に（適正体重）1 kg あたり 1.0 g 以上のたんぱく質摂取はサルコペニアの発症防に有効である可能性があり，推奨するとされています（エビデンスレベル：低，推奨レベル：強）．

b 入院患者におけるサルコペニアの予防

入院患者がサルコペニアに陥る原因は，ベッド上安静などによる廃用性筋萎縮や，エネルギー，たんぱく質などの栄養素摂取不足による筋肉量と筋力の低下，侵襲，悪液質，神経性疾患などがあげられます．離床・ADL の拡大，運動，栄養管理がサルコペニアの予防につながります．

看護師は，機能回復・維持を目的に日常生活の自立を目指します．患者の ADL に応じた介助を実施し，機能改善の機会をなくさないようにします．病棟生活場面のひとつひとつも，行い方によってはリハになります．

骨格筋合成は運動直後からが増大します．必須アミノ酸の分岐鎖アミノ酸（BCAA）は，主に筋肉で代謝され，たんぱくの合成を促進し，たんぱくの分解を抑制する効果があり

ます．BCAA は，肉の赤身，卵，チーズなどに多く含まれるので，副食の摂取内容にも注目します．「BCAA 2,500 mg とビタミン D 12.5 µg を含む栄養補助食品を摂取させると，レジスタンストレーニング単独群と比較して身体計測値と ADL 指標が改善する」という報告があります．

2 摂食嚥下障害

摂食嚥下には，表情筋，咀嚼筋，舌筋，舌骨上筋，口蓋筋，咽頭筋といった多くの筋肉が関与しているため，サルコペニア，老人性嚥下機能低下（老嚥），脳卒中，神経性疾患，廃用性の嚥下障害，誤嚥性肺炎の治療後，COPD（慢性閉塞性肺疾患）に起因した摂食嚥下障害を生じることがあります．

看護師は，入院前の生活でのむせの情報収集，入院時に反復唾液嚥下テストや改定水飲みテストなどを実施し，嚥下反射は残存するか，飲み込む筋力や嚥下運動についての評価を行います．また，歯周病や歯牙欠損など口腔内の状態を観察・アセスメントし，医師を含めた多職種に情報提供を行い，栄養ルートや食事形態について決定します．

a 間接的嚥下訓練

食物を用いずに行う訓練で，摂食・嚥下にかかわる器官の働きを改善させることを目的としています．咽頭，頬・口唇・舌のアイスマッサージ，嚥下体操，息こらえ嚥下の基礎訓練などは，看護師がケアの一環に取り入れ実施することができます．

b 直接的嚥下訓練

実際に食物を用いて行う訓練です．誤嚥・咽頭残留・窒息の危険ができるだけ少ない食品を用い，適切な姿勢とリハビリテーション手技を用いる必要があり，これは，主に言語聴覚士（speech language hearing therapist：ST）が実施します．看護師は訓練結果について情報を共有し，食事摂取量や血液生化学データ，体重の増減などから栄養状態を評価します．

3 必要な栄養量の投与 [5]

リハ栄養では，体細胞量回復のため，1 日エネルギー必要量にはエネルギー蓄積量を付加することが推奨されています．

1 日エネルギー必要量＝1 日エネルギー消費量＋エネルギー蓄積量

で求めます．一般的に体重 1 kg あたりの貯蔵エネルギーは 7,000 kcal とされているので，目標体重と現体重との差から目標エネルギー蓄積量を算出し，目標達成までの日数で除することで 1 日当たりのエネルギー蓄積量が算出できます．たとえば，体重 1 kg を 1 ヵ月で増加させるために必要な蓄積は 7,000（kcal）÷ 30（日）で，およそ 200 kcal となります．

通常，エネルギー消費量は，基礎エネルギー消費量にストレス係数と活動係数を乗じて算出しますが，看護師による ADL 訓練やリハによる機能訓練によりエネルギー消費量は増加するため，それに見合うエネルギーが必要です．そのため，詳細な活動量を示したメッツ（表 1）を用いて必要エネルギー量を算出します．

エネルギー消費量（kcal）＝ 1.05 ×体重（kg）×メッツ*×時間（時）

で求めます．

表1　身体活動のメッツ

メッツ	身体活動
1.0	横になって静かにテレビを観る，睡眠
1.3	坐って静かにする，立位で静かにする
1.5	座位：会話する，食事をする
1.8	トイレ：座位，立位，しゃがんで排泄
2.0	整容，家の中を歩く，シャワーを浴びる
3.0	歩行（4.0 km/時間，平らで固い地面）
3.5	レジスタンス運動（8 〜 15 回繰り返し），階段を下りる

＊ベッドサイドでのリハ：1 〜 3 メッツを追加する
＊機能訓練室でのリハ：1.5 〜 6 メッツを追加する

＊メッツ（METs：metabolic equivalents）．運動の強さを示す単位．安静時（1 メッツ）と比較して，何倍の運動量に相当するかを示します．

E 身体機能改善リハの栄養管理における看護師の役割

　身体機能改善が必要な患者では，現在の身体機能を正確に把握し，食事量，たんぱく質の摂取量，本人の意欲，家族の支援環境などの情報を得ておきます．

　栄養管理は，リハビリの具体的な計画から消費エネルギー量を推定し，栄養管理のゴールを設定します．また，看護師は，訓練内容や運動量についての情報を共有したうえで，食事摂取量や体重の増減，バイタルサイン，排泄，倦怠感，睡眠状況，日常生活での活動量，血液生化学検査値などのモニタリングを行い，栄養状態の悪化がないか評価します．体重のモニタリングは，栄養処方が適切かの評価指標になります．食事摂取に対する意欲，疼痛の有無や活動量，疲労感など食事摂取量低下につながる要因を明らかにし，1 回量の調整，分割食の提供など，1 日必要量が摂取できるよう調整を行います．

　また，食事行動に障害となる機能障害がある場合，スムーズに食べることができるための自助具を準備したり，自助具を使用して摂取量が増えるように励ましや褒めるなどの声掛けを行います．さらに，正しいポジショニングを支持し，食べこぼしや誤嚥を予防し，疲労感を回避します．

　摂取量が不足している場合，分割食（おやつ）や栄養剤の提供でエネルギー必要量を確保します．疾患，麻痺の有無，摂食・嚥下機能など，患者の病状や身体機能に応じた補食の選択をします．食事摂取状況をよく観察し，何をどのくらい，どのように摂取しているか，食事量や配膳方法（食器の位置）は適切かなどを評価します．一人の生活者として患者を捉え，患者のニーズや思いに寄り添うことが大切です．同時に患者のリハへの意欲，リハ後の疲労感など身体・心理面などでも観察を行い，患者が主体的にリハの継続ができるように，レクリエーションを取り入れるなど，患者の意欲をかき立てながら生活の場へ戻る支援を行います．

　看護師は，患者の24時間の生活において，他のリハビリテーションスタッフより患者の身体活動を評価できる立場にあります．得られた情報源を多職種と共有し，チーム医療をより有機的に機能させるためのコーディネーターとしての役割も担っています．医師やリハスタッフ，管理栄養士などとカンファレンスを実施し，それぞれの専門分野の意見を取りまとめて栄養状態の維持・改善，リハの継続を図ります．

■文　献
1）石鍋圭子ほか（監修）：専門性を高める継続教育リハビリテーション看護実践テキスト．医歯薬出版，p118-13，2008
2）吉村芳弘ほか（監修）：リハビリテーション栄養，医歯薬出版，p8-13，2017
3）日本臨床栄養代謝学会（編）：日本臨床栄養代謝学会JSPENテキストブック，南江堂，2019
4）吉村芳弘ほか（監修）：リハビリテーション栄養，医歯薬出版，p27-43，2017
5）西岡心大：低栄養とリハビリテーション栄養管理の考え方—特にエネルギー必要量に関して—．日静脈経腸栄会誌 **31**：944-948，2016

Ⅲ章　看護師の専門性と栄養看護

8 栄養投与デバイス管理（カテーテル・胃瘻）

● 福原　真美, 山田　圭子

■ Summary ■

　静脈栄養，特に中心静脈栄養（TPN）の開発は，生命維持はもちろん，生活の質（QOL）向上に多大なる貢献がありました．しかし，デバイスの管理，合併症対策を行ううえで，高度な知識，技術が求められます．ここでは看護師に求められるカテーテル・胃瘻管理について述べます．

　栄養療法を実施するのは看護師であり，経口からでは必要なエネルギーを摂取することが困難な場合は経腸カテーテルを使用します．万が一アクセスラインが使えない状態になると，患者の栄養療法は一時的にも行えない状況になります．そこで，看護師には安全確保と感染対策を十分に備えたデバイス管理を行い，常に栄養投与が実施できる状態を維持する責任があります．

8-1. 静脈栄養デバイス

A 専門的な知識に基づく安全な栄養療法の実施

1 カテーテル関連血流感染症（CRBSI）対策

　CRBSIが発生すると必要な栄養が投与できません．正しい管理と異常の早期発見に努めます．

a 適応とカテーテルの選択

　TPN導入が決まれば，カテーテルの選択を医師とともに考えます．感染リスク低減のため，原則シングルルーメンのカテーテルを選択します．カテーテル挿入部位は日常生活動作（ADL）を考慮（利き手や可動域の制限など）し，挿入後の管理に影響がないか確認します．また，医師から説明されたカテーテル挿入の目的や合併症のリスクなどの説明を本人，家族が理解しているか確認することは看護師の役割です．カテーテル管理は患者の協力なしでは安全に行うことができません．

b TPN施行中のカテーテル管理の実際

（1）観　察

　中心静脈カテーテル（CVC）挿入後より刺入部の状態，点滴の滴下状況，ルートの接続状況などを確認していきます．ドレッシング材は透明な素材を使用し，刺入部の状況を毎日観察します．カテーテルの刺入部は何センチ固定か，刺入部の異常の有無（発赤，滲出液など），固定状況（ドレッシング材の貼付状況や固定糸）を確認します．もし異常があれば医師に報告します．

（2）ドレッシングケア

　確認事項はカテーテルの長さ，刺入部の異常の有無（発赤，滲出液など），ドレッシング材による皮膚異常などです．厳重にスタンダードプリコーションを遵守し，ケアを行います．刺入部の固定には賛否両論ありますが，有無にかかわらずケア時はカテーテル抜去のリスクがあります．安全に施行できるよう練習を重ねてから実施していきましょう．特に，末梢挿入式中心静脈カテーテル（PICC）の場合，カテーテル刺入部のズレが感染や血栓の原因になるといわれています．ズレが発生しないよう慎重にケアを行います．また，カテーテル挿入直後は刺入部の出血によりドレッシングの汚染が発生しますが，血液は感染源になるため，その都度ケアを行います．

（3）輸液セットの選択，管理 [1]

　輸液セットの接続部は細菌侵入の原因になるため，インラインフィルターを組み込み，閉鎖回路を選択します．原則側管注は避け，TPN は 24 時間持続で投与します．側管注を使用する理由が薬剤投与の場合，クリーンベンチでの薬剤混点が可能かを検討し，間歇投与を行う場合も投与する頻度に注意したり，接続部の使用を控えるようにします．

c 発熱時（異常出現時）

　TPN 施行中は常に熱型を確認し，発熱があれば CRBSI なのか確認する必要があります．施設により原因検索の手順はさまざまですが，看護師としてバイタルサインをモニタリングし血液培養の準備をします．この際，カテーテルからの血液，刺入部の皮膚スメア，末梢血の培養を同時に行います．皮膚スメアを採取することで，看護師が行っているドレッシングケアが問題ないかの検証材料となります．専門職として自分たちが行っている手技を振り返る機会とします．

2 カテーテル閉塞，抜去への注意

　カテーテルの閉塞や抜去が生じると栄養療法が中断します．また，患者にはカテーテル再挿入などの負担も生じます．そのためカテーテル，輸液ラインなどの管理はとても重要となります．

a 日常の管理

　閉塞予防として頻回な点滴の滴下確認，カテーテル刺入部固定方法の工夫などが必要です．感染予防と糖代謝合併症予防のため TPN は原則として持続投与となりますが，ADL に合わせ輸液ラインの長さや衣服の工夫などを行い，拘束感の低減に努めます．

b ヘパリンロック（生食ロック）[2]

　何らかの理由でヘパリンロックを行う場合，カテーテル先端から血液が引き込まれることを想定し，陽圧ロックを行います．ヘパリン生食を注入する際は，カテーテル内腔に対流が起こるようパルシングフラッシュを行うようにします．ヘパリン起因性血小板減少症（HIT）があれば生食でのロックに変更となります．ロック時注入抵抗があれば，血栓形成の可能性もあるので，無理に注入せず，使用可能か医師に相談してください．なお，完全閉塞ではないカテーテルも血栓形成の可能性が高いため，カテーテルの交換などを医師に相談します．

c CV ポート

　臨床での使用頻度が高まっており穿刺技術の習得が必要ですが，体外式カテーテルに

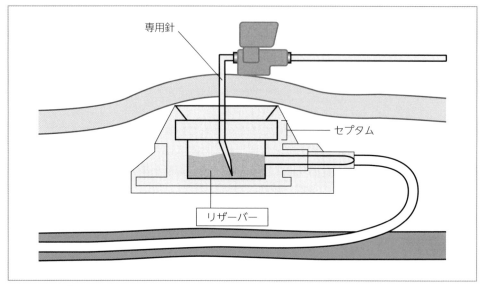

図1　CVポートの構造

比べ感染リスクは低いといわれています．しかし，ポートのリザーバー部分は空洞があり，薬液も残りやすいため（図1），ヘパリンロック時は10 mL以上の薬液によるフラッシュをしっかり行う必要があります．

8-2．経腸栄養デバイス

A 専門的な知識に基づく安全な栄養療法の実施

1 経鼻カテーテル

短期間の栄養投与デバイスとして使用される経鼻カテーテルには，通常は5〜12 Frのものが用いられますが，鼻翼の損傷や副鼻腔炎，食道潰瘍などの合併症を防ぐため，できるだけ径の小さい8〜10 Frのカテーテルを，半消化態栄養剤や食物繊維を含有している場合は8 Fr以上のものを選択します．これらは，カテーテルの挿入準備をするときに知識として必要です．

安全に栄養剤の投与を行うためには経鼻カテーテルの管理が必要になります．

a 栄養投与前の確認

栄養剤の投与前には，カテーテルの挿入の長さと鼻翼部の固定がずれていないか，確認を行います．経鼻カテーテルは通常は鼻腔と同側の梨状窩を通して留置しますが，対側の梨状窩に向かって咽頭を斜めに走った状態で留置（咽頭交差留置）してしまうことがあります．また，嚥下や咳などの刺激によっても，咽頭で斜めに移動してしまうことがあり，誤嚥のリスクを高めてしまうので日々観察を行います．

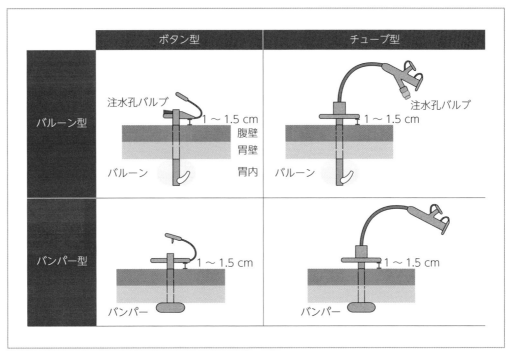

図2　胃瘻カテーテルの種類
［大村健二，濵田康弘（編著）：新・栄養塾，医学書院，p275，2020 より引用］

b チューブ閉塞

　径の小さなカテーテルや接続部，屈曲部などの内径が小さな部分では栄養剤や薬剤の残渣をそのままにしておくと，チューブ先端部での腸内細菌による栄養剤の汚染が起こります．細菌の増殖（いわゆる細菌の発酵）によりチューブ先端が酸性になってしまうと，栄養剤中のたんぱく質が変性凝集（カード化：ヨーグルト状の凝集）します．

　いったん先端で凝集が起こると，栄養剤の流れは障害され，凝集がさらに上流に進んでチューブ閉塞に至り，一時的にも栄養投与が行えなくなります．そこで，栄養剤や薬剤の投与後には，カテーテル内に栄養剤や薬剤の残渣が残らないよう，20 〜 30 mL の水または微温湯でフラッシュを行います．フラッシュ後には，10 倍に希釈した食用酢（酢酸濃度 4％程度）による酢水の充填を行う方法もあります．これは，酢酸の抗菌効果によるチューブ内の衛生状態を維持する方法であり，汚れたチューブをきれいにする効果はないため，日頃からカテーテルの状態を観察しましょう．

2 胃瘻カテーテル

　安全に栄養剤を投与するには，胃瘻カテーテルの管理が必要になります．胃瘻カテーテルは 4 種類に大別されます（図2）．

a チューブ閉塞（図3）

　バンパー型の場合，特に逆流防止弁が内部バンパーに位置する場合は，逆流防止弁に栄養剤や薬剤の残渣が残りやすいので，栄養剤や薬剤の投与後には水または微温湯で十

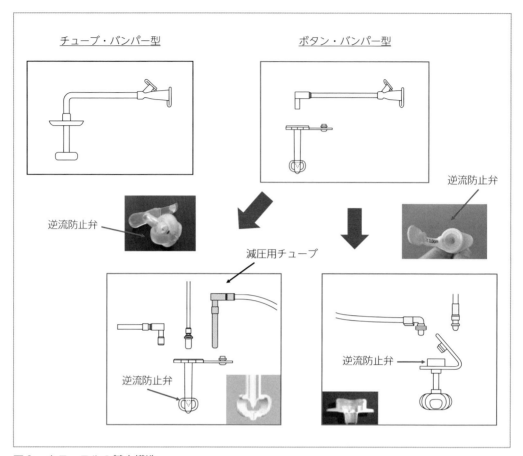

図3　カテーテルの基本構造

分なフラッシュが必要です.

b バンパー埋没症候群（図4）

　内部バンパーが胃粘膜を圧迫して潰瘍をつくり，胃壁内に埋没してしまう現象（バンパー埋没症候群）を起こさないためには，体表と外部ストッパーの"あそび"が1.5cm程あるようにシャフトの長さと外部ストッパーの目盛りの位置を観察します．さらに，カテーテルが上下に可動するか，回転が行えるか確認します．時間をかけて栄養を投与する場合や，おむつ交換時にチューブが引っ張られないよう注意をします．また，認知症の患者による自己抜去が起こらないように腹巻や腹帯なども検討します．栄養投与前に，カテーテルが上下に可動や回転ができない場合，栄養剤が滴下しない場合には，注入をいったん中止し医師へ相談するなど早期に対処しましょう.

c ボールバルブ症候群（図5）

　一般的にチューブ・バルーン型カテーテルで起こりやすいといわれていますが，胃の前庭部に瘻孔がある場合はボタン型でも起こります．予防のためには，外部ストッパーの目盛りの観察やストッパーが緩まないようにカテーテルにテープ固定を行います．また，バルーン内の固定水は1週間ごとに水の量を確認し入れ替えを行います.

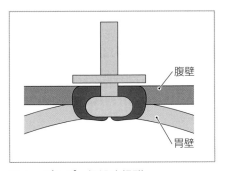

図4　バンパー埋没症候群
[大村健二，濵田康弘（編著）：新・栄養塾，
医学書院，p260，2020より引用]

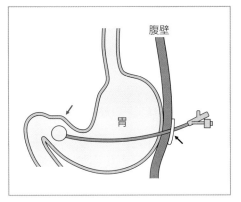

図5　ボールバルブ症候群
➡：外部ストッパーの固定が緩いと胃内にある
バルーンが先進することで幽門を閉塞し，嘔吐
が誘発される.

➡：体外に出ているチューブの長さを常に確認
する.

[大村健二，濵田康弘（編著）：新・栄養塾，医
学書院，p260，2020より引用]

　栄養剤ではなく胃液を大量に嘔吐する，瘻孔から胃液が大量に漏れてくる，栄養剤投
与後すぐに下痢をしていないか観察します．これらの症状がみられたときは，カテーテ
ルの長さを確認し医師に相談するなど早期に対処しましょう.

B 必要な栄養量の投与，摂取障害要因の排除・改善

　必要な栄養量を摂取できない経腸栄養障害の要因とその対応を検討します.

1 下　痢

　経腸栄養を投与する場合の下痢は合併症としての頻度も高く，栄養状態の低下を招く
おそれがあります．そのため日々の排便状況の観察は大切です.

　一般的には，ブリストル便性状スケールを用いて排便回数・性状・量を把握します．
経腸栄養開始前に長期間，絶食状態にあった場合には成分栄養剤もしくは消化態栄養剤
を検討します．消化管を徐々に慣らしていくために，初回の投与速度は，20～30 mL／
時の低速とし経腸栄養ポンプを使用します．下痢の出現に注意を払い，1日ごとに20～
30 mL／時ずつ速度を上げていき，栄養剤も半消化態栄養剤に移行していきます．速度
を上げていくなかで下痢がみられたら，その前の速度に落とすことも検討します.

　抗菌薬を投与中に下痢が続き，発熱を認める場合や，腸の蠕動運動の亢進など消化管
運動の異常によって下痢が生じる場合は，医師に相談するなど早期に対処しましょう.

2 胃食道逆流

　口腔内から栄養剤のにおいがしたり，口腔内吸引で栄養剤が引けてくることがないか

Ⅲ章　看護師の専門性と栄養看護

観察します．高齢の患者では，食道裂孔ヘルニアが多くみられ，胃食道逆流が起こりやすくなっているので，注入前には胃内容物の吸引を行うこと（胃瘻カテーテルの種類によっては，減圧用チューブを用いて行う．図3）や，注入中の姿勢を保つことは大切なことです．胃内残量が多いときには，1回の注入量や時間の間隔を検討します．消化管運動機能低下も考えられるため医師に相談を行い対処しましょう．消化管に問題がなければ，半固形状流動食へ変更することも検討します．

3 胃部・腹部膨満

　寝衣やオムツを緩め胃部・腹部の痛みや張り感を観察します．便秘時には，ガスによるお腹の痛みや腹部膨満感を引き起こしやすくなるので，温罨法や腹部のマッサージ，下剤投与などを取り入れながら排便コントロールを行います．

C 患者の生活，価値観を注視した栄養療法の実施

　胃瘻に対する否定的なイメージが蔓延している影響で，次第に医療者側も胃瘻の説明を行わない傾向にあり，経鼻胃管やCVポートでの栄養管理が増えてきていることが問題とされています．疾患ごとに，その進行度や病状に合わせて経腸栄養を行うか否かの検討をされることが必要であり，倫理的側面からも患者の意思確認が大切になります．意思疎通が困難な場合は，患者の性格やリビングウィルの確認を行い，どこで誰と生活をしていきたいかなど，社会的な側面からも患者や家族が十分に理解し意思決定ができるよう支援していくことが重要です（具体的な支援の手技については「Ⅲ章9．意思決定支援」を参照）．

D 栄養療法に起因する安楽障害の発見と対応

　栄養療法に起因する安楽障害には睡眠障害，活動制限，同一体位による腰背部痛，スキントラブルなどがあります．

1 睡眠障害

　液体の栄養剤を経腸栄養ポンプを使用して24時間持続投与する場合があります．この場合，カテーテルの挿入や腸蠕動が気になり睡眠を妨げることがあります．そこで，患者の睡眠状況の観察を行い，睡眠障害が起きないように夜間の持続注入時間の短縮や，1日3回の間歇投与への移行を検討します．

2 活動制限

　入院生活中や在宅療養の場合でも，ADLを維持・向上させるためにリハビリテーションの時間を確保することはとても大切なことです．しかし，液体の栄養剤を間歇的に投与しても1回の注入時間は2〜3時間かかり，その後の安静を含めると活動時間が制限されます．活動時間を確保しにくい場合は，半固形化栄養剤の使用が望ましいです．

3 同一体位による腰背部痛

栄養剤の投与中は，同じ姿勢でいると体重がかかる部分に圧が加わり，痛みを生じて苦痛を伴います．患者の多くは，自分から訴えることができないため，ギャッチアップをしたベッドから姿勢が崩れないように膝の下に枕を入れ，上半身は30°を保ちます．姿勢調整後2時間以内には姿勢が崩れていないかを観察し，圧迫されている箇所の除圧を行います．注入時間を短縮するためには，付加水の投与を栄養剤投与の30分前に行い，栄養剤は半固形化栄養剤を検討します．

4 スキントラブル

a 経鼻胃管の場合

カテーテルを固定している鼻翼の部分や頬部の皮膚の観察が必要になります．定期的に固定の位置を変更しますが，発赤やびらんが生じた場合は皮膚保護剤の貼付を行います．

b 胃瘻カテーテルの場合

瘻孔周囲に発赤，びらん・潰瘍，肉芽などが起きていないか，皮膚の状態と，カテーテルが引っ張られて斜めになっていないかを観察します．

外部ストッパーを締めすぎていたり，ボタン型の場合でも体表と外部ストッパーの間に，こよりやガーゼを挟みすぎて瘻孔を圧迫しないようにすることが大切です．瘻孔周囲から栄養剤が漏れてきたり，硬結や圧痛，排膿を認める場合は，医師に相談するなど早期に対処しましょう．

c スキンケア

弱酸性の泡石鹸で洗い微温湯で洗浄します．その後，軟膏のほか皮膚保護剤／材を用いてケアを行います．

E 病態および栄養状態に関する患者の不安・悩みに対する相談と安心の提供

経腸栄養を行う患者・家族の不安や悩みには，経口摂取についてや介護者の負担に対する不安があげられます．

1 経口摂取への取り組み

「胃瘻にしたら，口からは食べられない」と思っている患者や家族がいますが，胃瘻造設前には嚥下機能評価を行います．造設後も栄養剤の開始に伴い嚥下訓練を始めていきます．嚥下障害の程度によって食事の形態や量が異なるため，個々に合わせた説明が必要です．

2 介護者の負担

入院中に使用していた食品の経腸栄養剤を退院後に使用すると，栄養剤の費用はすべて患者の自己負担になります．そのため，退院時に経済的な負担を相談される家族に対しては，医薬品の経腸栄養剤に変更することを提案します．また，胃瘻患者を在宅で介

Ⅲ章　看護師の専門性と栄養看護

　護する場合には，介護者の負担も増えてきます．そこで，栄養投与方法を生活スタイルに合わせシンプルにします．また，ケアマネジャーとも胃瘻造設を行う前から連携を図り，デイサービスやヘルパー，訪問看護などの準備を進めていきます．

■文　献
1）井上善文：輸液ルート（中心，末梢）のロック，「生食」「ヘパリン加生食？」．Expert Nurse **33**：33-35，2017
2）井上善文：中心静脈栄養，フィルター「いる？」「いらない？」．Expert Nurse **33**：30-32，2017
3）井上善文：経腸栄養剤の選択とその根拠，フジメディカル出版，大阪，2015
4）水野英彰ほか：経腸栄養管理合併症に対するプレバイオティクスやプロバイオティクスの有用性．日静脈経腸栄会誌 **33**：1115-1119，2018
5）丸山道生：“細菌”，経腸栄養バイブル，日本医事新報社，p168-170，2007
6）伊藤明彦：経腸栄養における合併症と対策　デバイス関連合併症．Nutrition Care **12**：20-26，2019
7）望月弘彦，山田圭子：経皮内視鏡的胃瘻造設術：PEG　ドレーンカテーテルチューブ管理完全ガイド，照林社，p161-168，2015

9 意思決定支援

●末武　千香, 矢吹　浩子

■ Summary ■

　臨床場面では, 医療者が治療の方針を一方向的に行ったり, 医療者の提案に対して患者が表面的に同意することが少なくありません. 方針は医療者が決めるというパターナリズムとともに「おまかせ医療」という実態は, 今でも根強くあります. 超高齢社会になり, 最期まで本人らしく生きることができるよう医療・ケアを提供すること, 医療・ケアチームによる適切な意思決定支援を行うことの重要性も増しています. 意思決定における支援者としては, 24時間365日継続する看護を通して, 患者や家族と関係が構築できる看護師が適任です. そのため看護師は, 患者や家族が納得する決定を導く「意思決定支援」の手法についてスキルを身に付けることが必要です. 意思決定支援を行うことは, 「患者の生活・価値観を重視した栄養療法の実施」につながる栄養看護です.

A 患者の生活・価値観を注視した栄養療法の実施

1 意思決定支援とは

　医療・介護・福祉従事者は, 患者本人および家族や代理人とのコミュニケーションを通して, 関係者による合意形成とそれに基づく選択・決定を目指すことを目標にします.

　これまで日本の医療現場では,「医療者は候補となりうる選択権を選び, これを提示し, 説明を行うが, そのなかからどれにするかを決めるのは本人, あるいは代理人としての家族である」といった考え方でした. しかし, 近年では「医療・介護従事者は, どれを選ぶかに至るまで本人・家族とともに考え, 一緒に決める」という患者と医療者の協働と問題解決を目指します.「本人だけで決める」のでなく,「皆で決める」のです. しかも,「皆で決める」は相対的に本人の決定権を割り引くことでなく, 皆で本人の人生, 生き方や本人の価値観を理解しようとし, その理解に基づいて, 本人の人生にとってどうすることが最善かを考えることにあります. つまり, 本人の視点で最善を考えることになり, そこで合意が成り立った場合, それは本人の本人らしい意思決定を皆で支えることになります. 治療や日常生活, 社会生活に関して自らの意思に基づいた決定を可能にするための本人への支援を意思決定支援といいます.

2 意思決定支援のプロセス

　意思決定支援は, 意思決定支援者との信頼関係が重要であり, それが構築されている場合, 本人が安心して自らの意思を表明しやすくなります.

　本人の意思が確認できるときは, 本人を中心に話し合って合意を目指します. 本人と

表1　意思決定能力の評価

理解する力	説明をどの程度理解しているかどうか
認識する力	説明を自分のこととして認識しているかどうか
論理的に考える力	論理的な判断ができるかどうか
選択を表明する力	意思を表明できるかどうか

家族の結びつきの強さの程度に応じて，家族にも参加してもらいます．また，近い将来本人の意思確認ができなくなる事態が予測される場合は特に，意思確認ができるうちから家族にも参加してもらい，本人の意思確認ができなくなったときのバトンタッチができるようにします．

本人の意思確認ができないときは，家族とともに，本人の意思と最善策について検討し，家族の事情を考え併せながら，合意を目指します．

「本人の意思が確認できる」かどうかは，本人が自分の状態を理解し，どう対処するかについて「責任ある選択ができる」かどうかということです．それが難しい場合には意思決定能力について評価をしていきます（表1）．

意思決定能力の評価判定は，本人の認知機能や身体および精神の状態を適確に示すような情報と，本人の生活状況などに関する情報が適切に提供されることにより，十分な資料に基づく適切な判断を行わなければなりません．

看護師は，患者との相互的な関係性，関わり合い，対象者の尊厳を守り大切にしようとする看護職の理想，理念，倫理的態度をもって，気づかいや配慮を行いながら24時間患者の側で支援します．その支援は対象者に伝わり，それが対象者にとって何らかの意味（安らかさ，癒し，内省の促し，成長発達，危険の回避，健康状態の改善など）を持ち，患者の考えや意向，望みなどを知ることができます．これは看護の最大の強みであり，この強みを生かす実践により十分な資料を提供することができます．

しかし，「意思確認ができる」と「意思確認ができない」という区分については，認知症の場合に限らず，意思決定の難しさにも程度がありその判断は困難です．そのため重要なのは，合意に基づく決定までのプロセスとなります．

❸ 合意を目指すコミュニケーションのステップ

「本人の意思決定」の前に医療・ケアチームは本人・家族との双方向のコミュニケーションを通して関係者の合意を目指します．

シェアード・ディシジョン・メイキング（shared decision making：SDM）[1] では，医療者と患者がそれぞれ持っている情報を両者が共有していくステップを踏むことで意思決定にたどりつくことを目指し，「Kriston の9ステップ」（表2）を提案しています．

このステップを通し，医療者が患者に尋ねるべき情報，伝えるべき情報に漏れがないようにし，患者が認識できていることとできていないことを勘案しながら患者に伝え，患者の価値観や希望・意向，置かれている状況などに関する情報を受け取っていくことが大切です．

表2　Kristonの9ステップ

ステップ	ポイント
第1ステップ 患者が意思決定の必要性を認識する	治療の意思決定に，医療者と患者がともに関わる必要性を認識する
第2ステップ 意思決定の過程において，両者が対等なパートナーと認識する	医療者と患者の関係は上下・強弱ではなく，それぞれの不足点を補い合い，協力して意思決定と合意形成を目指す
第3ステップ 医療者は可能なすべての選択肢を同等のものとして述べる	医療者は，患者に「自分がよいと考える治療法」だけを提示して，一方向的に誘導しないように自制し，可能性のある治療法を幅広く挙げるように努める
第4ステップ 選択肢のメリット・デメリットの情報を交換する	第3ステップであげた複数の選択肢のメリット・デメリットを両者が共有する．個人によって，そのメリットやデメリットのどこに価値を置くのかは異なり，医療者が大きなメリットと考えていても，患者が同じようには考えていない可能性もあり得，また反対もあり得る．患者が考える価値，たとえば社会的役割や自尊感情，アイデンティティなどへの配慮が十分であったか，一方的で画一的な情報の提供でなかったか振り返る
第5ステップ 医療者が患者の理解と期待を吟味する	医療者と患者がともに悩んで治療を決めるといった過程を経るうえでは，医学的な状況を患者がある程度理解できていることが必要である 意思決定の前に，患者の理解と期待について話し合っておくことで，患者も自身の状況を知り，心の準備を行うことで，医療者もその後のコミュニケーションをよりよいものにできる
第6ステップ 患者の意向・希望を確認する	医療者が最善と考える方法でも，患者はそのメリット・デメリットから自分の価値観をもとに考えたとき，自分はその方法が最善ではないという結論を出す可能性もある．どのような希望を持っているのか，その実現の可能性はいったん置いて，患者の希望に耳を傾ける
第7ステップ 選択と合意に向けて話し合う	医療者と患者が，挙げられた選択肢の中から，合意できる選択を行えるように話し合う．この時点で，お互いの話が食い違っていると感じられたら，必要に応じて第3・第4ステップに戻ることも考慮する．無理を感じたままステップを進めるのではなく，確認を繰り返すことが大切である．また，完全な理解や合意を目指しすぎないようにする
第8ステップ 意思決定を共有する	第1〜第7ステップを通して，その意思決定が両者の合意のもとで行われているか常に確認する．決定した結果に責任を持つことが最終目的ではなく，「なぜその選択に至ったのか」，「どのようにメリットとデメリットの可能性を理解したのか」，といったそれまでの過程を振り返り，それらを共有したことを確認する
第9ステップ 共有した意思決定を評価する時期を相談する	8番目までのステップを経た後も，その時期やタイミング，病気の進行度，回復の程度などさまざまな要因によって治療方針を考え直す可能性がある．途中で決定自体や評価を再考するステップを加えることで，選択した方法の効果や負担を確認し，他の方法への変更といった新たな選択を行う余地が生まれる

［中山健夫（編）：これからはじめる！　シェアード・ディシジョンメイキング 新しい医療のコミュニケーション．日本医事新報社，p30-36，2017より引用］

Ⅲ章　看護師の専門性と栄養看護

■医学的適応	■患者の意向
善行と無危害の原則 1．患者の医学的問題は何か 　病歴は？　診断は？　予後は？ 2．急性か，慢性か，重体か，救急か？ 　可逆的か？ 3．治療の目標は何か？ 4．治療が成功する確率は？ 5．治療が奏効しない場合の計画は何か？ 6．要約すると，この患者が医学的および看護的ケアからどのくらい利益を得られるか？　また，どのように害を避けることができるか？	**自立尊重の原則** 1．患者には精神的判断能力と法的対応能力があるか？　能力がないという証拠はあるか？ 2．対応能力がある場合，患者は治療への意向についてどういっているか 3．患者は利益とリスクについて知らされ，それを理解し，同意しているか？ 4．対応能力がない場合，適切な代理人は誰か？　その代理人は意思決定に関して適切な基準を用いているか 5．患者は以前に意向を示したことがあるか？　事前指示はあるか？ 6．患者は治療に非協力的か，または協力できない状態か？　その場合，なぜか？ 7．要約すると，患者の選択権は倫理・法律上，最大限に尊重されているか？
■ QOL	■周囲の状況
善行と無危害と自律尊重の原則 1．治療した場合，あるいはしなかった場合に，通常の生活に復帰できる見込みはどの程度か？ 2．治療が成功した場合，患者にとって具体的，精神的，社会的に失うものは何か？ 3．医療者による患者の QOL 評価に偏見を抱かせる要因はあるか？ 4．患者の現在の状態と予測される将来像は延命が望ましくないと判断されるかも知れない状態か？ 5．治療をやめる計画やその論理的根拠はあるか？ 6．緩和ケアの計画があるか？	**忠実義務と公正の原則** 1．治療に関する決定に影響する家族の要因はあるか？ 2．治療に関する決定に影響する医療者側（医師・看護師）の要因はあるか？ 3．財政的・経済的要因はあるか？ 4．宗教的・文化的要因はあるか？ 5．守秘義務を制限する要因はあるか？ 6．資源配分の問題はあるか？ 7．治療に関する決定に法律はどのように影響するか？ 8．臨床研究や教育は関係しているか？ 9．医療者や施設側で利害関係はあるか？

図 1　臨床倫理の 4 分割法

［Jonsen AR ほか：臨床倫理学―臨床医学における倫理決定のための実践的なアプローチ，第 5 版，新興医学出版社，p13, 2006 より引用］

4 臨床倫理の視点からの意思決定支援

　Jonsen らは，意思決定支援に関与する要因として，①医学的適応（medical indications），②患者の意向（patient preferences），③生活の質（quality of life：QOL），④周囲の状況（contextual features）をあげています[2]．これは「臨床倫理の 4 分割法」として現場のジレンマや葛藤を整理する有用なアプローチ法です（図 1）．意思決定支援を進める際は，この 4 分割法の視点を踏まえて行います．以下に事例を基に説明します．

a 事 例

A 氏. 80歳代, 男性.

【 病 名 】歯肉がん, 頸部リンパ節転移（Stage Ⅲ）

【既 往 歴】脳梗塞, 脳梗塞後認知症, 白血病（完全寛解）

【社会的背景】妻と死別し独居で生活している. 脳梗塞の既往はあるが, 麻痺はなく自宅での生活はできていた. 娘が2人おり長女は他県に在住し隣市在住の次女が世話をしている. 介護認定など社会的資源の活用はA氏が嫌がり受けていない.

【入院経過】X年X月歯痛と歯肉出血があり受診し歯肉がんと診断, 右頸部のリンパ節に転移あり. 治療方針に薬物療法と放射線療法が提示される. X＋1月薬物療法を先行して行うため入院した. がん薬物療法が開始される. 2回終了しパフォーマンスステータス（performance status：PS）の低下なく経過し腫瘍は縮小の兆しがある. 今後は放射線療法を行うにあたり, 嚥下障害をきたす可能性があるため, 胃瘻造設の必要性があることを医師からA氏と娘に説明されている.

b 意思決定支援のプロセスの実際

医師, 看護師, 次女は胃瘻造設に対し, A氏にとって最善かどうかを決めかねていました. そのため4分割法を用い, 臨床倫理検討会を行うことになりました（図2）.

まず, 関係者（この場合は主治医・放射線科医師・看護師・理学療法士）を集めることからはじめます. 参加できないスタッフからは事前に情報を収集しておきます. そして4分割法の「医学的適応⇒患者の意向⇒ QOL ⇒周囲」の状況と順に情報を埋めていきます. 医学的適応は主に医師からの情報提供となります. 主治医だけでなく, A氏の治療に携わる放射線科医師, 緩和ケアの医師などから意見を聞くようにします. 患者の意向や QOL, 周囲の状況は医師, 看護師, 理学療法士など, A氏に関わる医療職から意見を聞きます. 情報を基に4分割表を埋めていき, 足りない情報, 再度確認したい事項をピックアップしながら進めます.

今回の倫理検討会では, 認知症と診断されているA氏の意向を確認できていないことと, A氏の胃瘻造設後の管理に対する情報が不足していることが判明しました.

不足している情報を収集するため, A氏の日々の行動を観察したところ, 日時や場所, 人がわかるときや, 治療のことがいえるときは, 意思を確認できることがわかりました. そこで, 意思を確認できる状態のときに不足している情報を取得しました.

A氏からは,「白血病の時はしんどかった. もう二度と抗がん薬の治療はしたくない. 食べることは生きがいだ. 食べられなくなったらお終いだ. 死ぬまで食べたい」という意思が確認できました. 次女へA氏の意思を伝え, 医師とA氏, 次女と話し合いの場を設け, A氏にとっての最善策は最期まで口から食べることとし, 緩和ケアを主体とした治療方針に決定しました.

Ⅲ章 看護師の専門性と栄養看護

■医学的適応　善行と無危害の原則

1．1ヵ月前に歯肉がん，頸部リンパ節転移と診断
　　　治療の効果で予後は変化する　治療しないと予後不良

2．がんであり診断を受けて1ヵ月であるが，治療の状況では慢性化する

3．化学放射線療法で根治を目指す

4．分子標的薬を使用しているが，成功する確率は不明
　　　分子標的薬の治療を受けて効果はみられている
　　　放射線療法により嚥下障害を起こすため胃瘻造設が必要

5．腫瘍からの出血があり，止血困難となる．痛みを伴い食事摂取困難となる可能性がある．対症療法による緩和ケアが中心となる

6．治療が奏効した場合は腫瘍の縮小，根治が期待できるが，嚥下障害が起こると栄養低下する．治療をしない場合も経口摂取は困難となる．がんからの出血もみられるため治療効果を考えると猶予はない
　　　外科的治療は頸動脈狭窄があり，リスクが高い

■患者の意向　自立尊重の原則

1．脳血管性認知症の診断を受けている
　　　次女の支援を受けながら一人暮らしをしている

2．口の中のできもの（腫瘍）の治療で入院し注射を受けるといっている
　　　後遺症までの理解はしていない

3．白血病の抗がん剤治療で完全寛解した既往があり，薬物の治療で副作用がでることは理解し，同意している．放射線治療に太子ての理解はしていない

4．次女は脳梗塞後の生活を支えてきた．外来受診にも常に付き添い，病状説明を受けている．A氏にとって一番身近にいる存在で理解者である

5．ない

6．薬物療法には協力的であるが，「何の点滴かな……」と同じ質問をする

7．A氏も同席し治療の説明をされているが，認知症があり，患者の意向が確認できないことで意思が尊重されないおそれがある

■QOL　善行と無危害と自律尊重の原則

1．薬物療法を2回終了し全身状態は良好，食事摂取もできている．放射線治療を開始すると嚥下障害のおそれにより胃瘻造設が必要となり，通常の生活に復帰できない．治療しなかった場合は通常の生活にすぐ戻ることができるが，いつかは食べられなくなる

2．治療が成功しても嚥下障害を起こし食べることができなくなる．
　　　治療をしてもしなくても嚥下障害を起こすおそれがある
　　　胃瘻を造設した場合は第三者の介入が必要になり，いままでの生活を送ることが困難である

3．胃瘻造設の管理を誰が行うのか不明である

4．A氏は，食に対するこだわりが強く，自ら調理していた．脳梗塞後は調理することができなくなり，次女の作る食事を楽しみにし，介護保険など第三者の社会的支援を拒んできた．食だけが今の楽しみで，食べられなくなることは望んでいない

5．歯肉がんのリンパ節転移によるStage Ⅲの状態であり，高齢である
　　　化学放射線療法による副作用により日常生活への復帰は難しくなりADL，QOLは低下する

6．痛み，出血などの対症療法
　　　腫瘍からの出血は止血困難になるおそれがある

■周囲の状況　忠実義務と公正の原則

1．次女は学童期の子供がおり，介護の時間には限りがあり，これ以上（3回/週）の介入は難しい．長女は面会に来るが次女に任せている

2．なし

3．なし

4．なし

5．なし

6．なし

7．影響しない

8．していない

9．なし

図2　4分割法　A氏の事例まとめ

5 アドバンス・ケア・プランニング・事前指示

　本人の意向に沿った，本人らしい人生の最終段階における医療・ケアを実現し，本人が最期まで尊厳をもって人生をまっとうすることができるよう支援する具体的な方法として，アドバンス・ケア・プランニング（advance care planning：ACP）が注目されています．ACPとは「将来の医療・ケアについて，本人を人として尊重した意思決定の実現を支援するプロセスである」と定義されています[3]．人生の最終段階を見据え，ACPの実践によって，本人が人生の最終段階に至り意思決定が困難となった場合も，本人の意思をくみ取り，本人が望む医療・ケアを受けることができるようにすることです．高齢者が「私が認知症になったらこうしてほしい」，「私が食べられなくなっても胃瘻はやめてほしい」など，ACPのプロセスにおいて作成した事前指示書は本人の意向を適切に尊重するための関係者間のコミュニケーションツールとして活用できます．そうすることで，療養を受ける場所や医療・ケアを提供する人が変わっても，本人の意思をつなぐことが可能となります．

■文　献
1）中山健夫（編）：これからはじめる！　シェアード・ディシジョンメイキング　新しい医療のコミュニケーション．日本医事新報社，2017
2）Johnson ARほか：臨床倫理学─臨床医学における倫理的決定のための実践的なアプローチ，第5版，白浜雅司ほか（訳），新興医学出版社，p13，2006
3）一般社団法人日本老年医学会　倫理委員会「エンドオブライフケアに関する小委員会：「ACP推進に関する提言」，2019

III章　看護師の専門性と栄養看護

10 在宅栄養管理

●安部　聡子

■ Summary ■
　在宅栄養管理では，療養者や介護者の生活・価値観を重視することが重要であり，療養者や介護者の負担を考えながら栄養ケア計画を立案することが大切となります．看護師は，介護・医療保険の社会資源と人的資源の活用を行うとともに，多職種との連携を調整して療養者を支援します．在宅では，買い物から調理・片付けまでを療養者・介護者が担うので，具体的な方法を指導・教育する必要があります．看護師は在宅静脈栄養法（HPN）・在宅経腸栄養法（HEN）などの医療的栄養管理も含めさまざまな栄養の知識と技術を修得していく必要があります．

A 在宅療養者および介護者の生活・価値観を注視した栄養療法の実施

1 介護体制と医療サポートを含めた環境調整

a 在宅療養者にとって暮らしやすい環境を整える

　在宅療養においては，療養者（要介護者）が主役であり，その介護を行っている介護者の負担も含めて自宅で過ごしやすい生活を送れることが重要です．そのため国では，高齢者の尊厳の保持と自立生活の支援を目的にした「地域包括ケアシステムの構築」を推進しています．在宅療養では，「可能な限り住み慣れた地域で，自分らしい暮らしを人生の最期まで続ける」ことを目指し，必要な介護体制と医療サポートを含めた環境整備が必要とされます．

b 環境調整のタイミングは適正な時期に準備を始める

　在宅での栄養管理に必要なことは，看護師が「入院中から在宅療養に向けての環境調整を行い，栄養管理の具体的な支援の視点を持つ」ことです．在宅では，入院中のように管理栄養士による適切な食事が3食提供される状態から，買い物・献立・調理・片付け・食事介助などの一連を介護者が担わなければなりません．経腸栄養や中心静脈栄養管理などの医療的ケアであっても，介護者が行う頻度が高く，介護者の負担は大きいと考えられます．そのため，食事のことを考えるだけで介護者が疲労し，在宅での療養を断念するということも少なくありません．介護環境の調整には，介護保険や障害者手続きなどの申請，ケア・マネージャーとの連絡，訪問看護ステーションや公的機関などとのやり取りが不可欠です．そこに栄養管理の視点も加え，「食事をするために必要な人的・物的資源を早めに確保する」ことが有用です．

c 在宅栄養管理は療養者と介護者の負担を考えて望ましい方法を考える

　現在，在宅での栄養管理は，管理栄養士が訪問栄養食事指導などを介護保険で提供することも可能です．しかし，居宅療養管理指導事業所（医療機関）で在宅管理栄養士を

表1 在宅栄養に関連する社会資源

活用できる社会資源	医療保険，介護保険（介護度），身体障害者の認定・等級，療養手帳，生活保護の認定・等級
活用に関するサービス（支援）内容等	訪問看護，訪問介護，訪問リハビリテーション，デイサービス，デイケア，ショートステイなど
福祉用具	車いす，介護ベッド，自助具など
在宅栄養関連指導	退院時共同指導，在宅患者訪問栄養食事指導，居宅療養管理指導
在宅栄養連携機関など	栄養ケア・ステーション（日本栄養士会），日本在宅栄養管理学会（訪問管理栄養士の検索）
その他	在宅ニュートリション・サポートチーム（nutrition support team, home care support team：hST）

常駐させている施設は限られており，介護保険の自己負担料からこのようなサービス利用を選択しないという状況もあります．看護師は栄養管理に関しても基本的な知識を身につけ，療養者が抱える栄養問題を的確に判断し，在宅で実現可能な方法を考える必要があります．そして，具体的な方法を介護者やヘルパーなどへ指導します．「在宅療養者に策定する栄養ケア計画は，栄養管理としてのベストではなく，療養者と介護者にとってのベターであること」を念頭に，さまざまな社会資源や人的資源の活用により療養者やその介護者を支えていくことが重要です．

② 在宅栄養管理に必要な社会資源の活用と多職種連携

居宅療養者の在宅栄養管理に必要な人的資源・社会資源については表1・図1の通りです．

看護師は療養者について多くの情報を持っています．そのため，在宅療養での栄養管理を望ましい形で行えるように，必要な社会資源を活用し，多職種連携のコーディネート役を担う必要があります（表1）．

ⓐ 在宅ニュートリション・サポートチーム（nutrition support team, home care support team：hST）

在宅療養に関わる医療者が協働して，栄養状態の悪化している療養者およびハイリスク者に積極的な栄養的アプローチを行うもので，在宅 NST ともいわれています．病院での NST から在宅での hST に引き継がれ，療養者や家族が望む形での在宅栄養管理が実現できるようにサポートします．

ⓑ 栄養ケア・ステーション（日本栄養士会）

管理栄養士・栄養士が所属する地域密着型の拠点で，地域住民，医療機関，自治体などを対象に管理栄養士・栄養士を紹介し，用途に応じたさまざまなサービスを提供します．

ⓒ 退院時共同指導

2018 年度診療報酬改定より追加された退院時共同指導料は，入院中の患者が退院後に安心して療養生活を送ることができるよう，関係機関の連携を推進するため，医師お

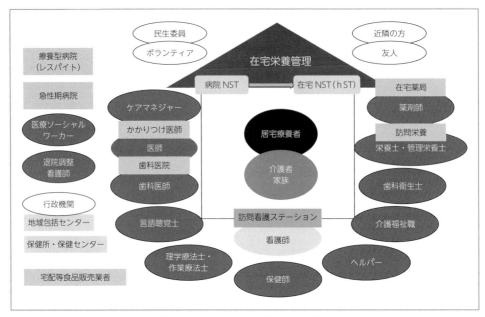

図1　居宅療養者の在宅栄養管理に必要な人的資源と関係機関

および看護職員以外の医療従事者が共同指導するものです．その評価者は医師，看護師などから，薬剤師，管理栄養士，理学療法士・作業療法士・言語聴覚士，社会福祉士も算定対象となりました．

d 在宅患者訪問栄養食事指導

医師の指示のもと管理栄養士が療養者宅を訪問し，療養者の生活条件，嗜好などを勘案した食品構成に基づく食事計画案，または具体的な献立などを示した栄養食事指導などを行うものです．

e 居宅療養管理指導

医師・歯科医師・薬剤師・管理栄養士または歯科衛生士などが，通院が困難な療養者の居宅を訪問して，療養上の管理および指導を行うものです［注：平成30年（2018年）より看護職員の居宅療養管理指導が廃止されました］．

B 専門的な知識に基づく安全な栄養療法の実施

1 在宅栄養管理に必要な栄養スクリーニング・アセスメント・モニタリング

厚生労働省が提供している栄養スクリーニング・アセスメント・モニタリング[1]では，身長，体重，BMI，直近1〜6ヵ月における3％以上の体重減少率，直近6ヵ月間における2〜3kg以上の体重減少，血清アルブミン値3.5g/dL未満，食事摂取量75％以下などで低栄養状態リスクのスクリーニングを行います．

低栄養状態のリスク分類は，「低リスク」「中リスク」「高リスク」で分類（**表2**）さ

表2 低栄養状態のリスク分類

リスク分類	低リスク	中リスク	高リスク
BMI	$18.5 \sim 29.9\,kg/m^2$	$18.5\,kg/m^2$ 未満	
体重減少率	変化なし （減少 3％未満）	1 ヵ月に 3 〜 5％未満 3 ヵ月に 3 〜 7.5％未満 6 ヵ月に 3 〜 10％未満	1 ヵ月に 5％以上 3 ヵ月に 7.5％以上 6 ヵ月に 10％以上
血清アルブミン値	3.6 g/dL 以上	3.0 〜 3.5 g/dL	3.0 g/dL 未満
食事摂取量	76 〜 100％	75％以下	
栄養補給法		経腸栄養法 静脈栄養法	
褥瘡			褥瘡

［厚生労働省：栄養スクリーニング・アセスメント・モニタリング（通所・居宅）より抜粋］

れます.

　栄養アセスメントでは，療養者のバイタルサインや皮膚・爪の状態などの全身状態を観察し，介護者から普段の様子として，活気，排泄，皮膚状態，ストレス，睡眠時間の変化はないかなどを聴取します. そのうえで客観的データを含め栄養アセスメント評価を行います.

　前述した栄養スクリーニング・アセスメント・モニタリング以外にもさまざまなツールがあります. 体重変化や食物摂取状況・消化器症状・活動性・ストレスとなる病態の評価などの問診と身体状況の視・触診から構成される主観的な栄養アセスメントである Subjective Global Assessment（SGA）や，高齢者への簡易栄養状態評価表として Mini Nutritional Assessment-short form（MNA®-SF）で，これらは病院や施設でも活用されているツールです. これらの評価指標は，「療養者の状態に合わせて種々のアセスメントを組み合わせて多角的に評価する」ことが望ましいといえます. また，栄養状態の理学的評価として，上腕周囲長（AC）や下腿周囲長（CC），皮下脂肪厚などの測定があります［日本人の新身体計測基準値（JARD 2001）］. 正しい方法を理解・修得していれば，在宅でも計測ができます. 寝たきりで身長や体重測定ができないときには，膝高や上腕周囲長などから推定値を算出し，参考にします.

2 ケース別の栄養療法の在宅への応用

a 低栄養療養者の在宅栄養管理

　低栄養［たんぱく質・エネルギー低栄養状態（protein energy malnutrition：PEM）］の栄養補給では，「基礎代謝量×活動レベル」の必要エネルギー量の補給では低栄養の改善はできません. 栄養状態が不良である原因を探求し，可能な範囲でその原因を除去します. 加えて，徐々に栄養補給量を増やし，最終的には，低栄養を改善するための蓄積量を加算することも考えます. しかし，低栄養療養者がいきなり必要エネルギー＋蓄

積量の付加を摂取はできないので，積極的な栄養補給を行うためには，医師・管理栄養士と相談のうえ，計画的な栄養補給計画を立案します．また，異化亢進による筋肉量の減少に対しては，糖質およびたんぱく質補給を行う必要があります．近年，分岐鎖アミノ酸（branched chain amino acid：BCAA）やロイシン添加の必須アミノ酸の投与で低栄養の改善がみられたという報告もあり，栄養補助食品を上手に利用して低栄養の改善を図ることも検討します．

ⓑ 摂食嚥下障害の在宅栄養管理

摂食嚥下障害の原因はさまざまありますが，経口摂取が可能か否かによって栄養管理は大きく異なります．経口摂取が可能な場合，市販品を適宜用いて調理の負担を軽減します．介護食のユニバーサルデザインフードや嚥下食ピラミッドなどの食形態の段階を介護者に教育することで，療養者に適した食品を購入することができます．そのために，歯科医師，歯科衛生士などと連携して，簡易嚥下ツール（EAT-10）によるスクリーニングや嚥下テストを実施し，療養者がどの程度の摂食嚥下障害であるかの評価をすることが必要です．

一方で，経腸栄養を胃瘻［経皮内視鏡的胃瘻造設術（percutaneous endoscopic gastrostomy：PEG）］や経鼻チューブから投与している場合も，口から食べられる可能性を常に検討し，状態が好転した際には段階的に経口摂取に移行して，療養者のQOL向上を目指します（経腸栄養・胃瘻による栄養管理は「Ⅲ章8．栄養投与デバイス管理」を参照）．

(1) ユニバーサルデザインフード[2]

日本介護食品協議会で表示しているユニバーサルデザインフード区分では，「かむ力の目安」と「飲み込む力の目安」をもとに，〈容易にかめる〉・〈歯ぐきでつぶせる〉・〈舌でつぶせる〉・〈噛まなくてよい〉の4段階で評価されています．

(2) 嚥下調整食学会分類2013

「嚥下調整食学会分類2013」は，嚥下調整食の段階数を5段階とし，それぞれの名称をコード番号（コード0j，コード0t，コード1j，コード2-1，コード2-2，コード3，コード4）で表示したものです．共通して使用できる食事（嚥下調整食）およびとろみについての段階分類を示しています（「Ⅲ章3．摂食嚥下障害」の表1参照）．

(3) 誤嚥予防・肺炎対策

誤嚥予防の対策としては，食事介助の正しい姿勢と介助方法，自助具の使用，食形態・調理方法の工夫，口腔内の清潔保持，摂食嚥下機能の評価，咳嗽訓練など，さまざまな対策があります．また，軽度の嚥下障害がある場合，食事時にとろみ水分と食事を交互に摂取することで咽喉頭，食道内の残渣を少なくする「交互嚥下」を実践します．在宅ではそれぞれの家庭で食事を摂る場所（ベッドなど）や環境が異なります．そのため，各家庭の環境に合わせた誤嚥予防・肺炎対策を講じる必要があります．

特に口腔内の清潔保持は重要であり，療養者や介護者などに口腔ケアを指導します．水で含嗽できない療養者の場合には，スポンジブラシを使用して水分を絞って洗浄するなど具体的な手技をアドバイスします．義歯の調整や歯周病の治療などが必要な場合は，歯科医師や歯科衛生士に早期に連絡調整を行い，口腔内の環境を整えることが重要です．

(4) 在宅における窒息時の救急対応

窒息時の対応は，介護者やヘルパーに対して十分に指導を行います．吸引などの医療機器が設置されている環境では緊急対応が可能なことがありますが，療養初期や普段吸引の経験のない介護者でも緊急時の対応を練習しておく必要があります．

c 看取り期の在宅栄養管理

看取り期の栄養管理では，基本的には「食べられるときに食べられるものを摂取してもらう」ことが基本ですが，がん悪液質の場合は，進行性の機能障害と著しい筋肉組織の減少が認められます．その栄養管理では，段階的な管理が必要となり，European Palliative Care Research Collaborative（EPCRC）では，「前悪液質」「悪液質」「不可逆的悪液質」という3段階の定義を示しています．栄養不良による活動量低下や筋肉量の減少を防ぐためにも，できるだけ経口や経腸栄養での補給を推奨する一方で，不可逆的悪液質の段階では，種々の代謝障害により栄養補給の反応性が低下するため，栄養投与を減量していくことも検討しなければなりません．ここでの看護師の役割は，がん性疼痛のコントロールと悪液質の段階を見極める力をつけることです．そのうえで療養者が食べられるものは何か，どんな嗜好があるのかなどの情報を取り，看取りまでの期間に療養者が可能な限り活動することができ，「食べることでの幸福感」を得られるように支援します．

d 在宅中心静脈栄養法（HPN）と在宅経腸栄養法（HEN）の管理

在宅中心静脈栄養法（home parenteral nutrition：HPN）や在宅経腸栄養法（home enteral nutrition：HEN）が推進され，在宅での医療的な栄養管理ができるようになっています．この場合，入院中から療養者・介護者にHPNやHENの指導を行い，退院後は病棟・外来・訪問看護の連携が不可欠です．また，調剤薬局や輸液ポンプ業者などとの種々の調整が必要となります．導入に際して，療養者や家族が困ることがないよう計画的かつ継続的な指導・サポートを行います．

C 病態および栄養状態に関する療養者の不安・悩みに対する相談と安心の提供

管理栄養士や栄養士からの指導やアドバイスを受けている場合であっても，病態や栄養状態の変化に応じて，看護師は療養者や介護者に具体的な栄養指導を行います．たとえば，治療食ではどんな食材を摂ることが望ましく，その食材を使用してどのような調理をするのか，という療養者の不安に対して，的確なアドバイスを行うことが要求されます．現状の看護教育のなかでは，そこまでの栄養学の教育は行われていないため，看護師は，食材や調理方法に至るまでの知識を身につけることも有用となります．

1 老々介護や独居老人世帯の療養者の栄養管理

今後も超高齢社会による老々介護や独居老人世帯の増加が避けられません．そのなかでの栄養管理では，療養者の立場に立ったサポートを熟慮する必要があります．買い物や調理に介護サービスを利用することや，宅配やカタログショップなどで保存が効く缶詰や冷凍食品をまとめて購入し，簡単に調理をすることで療養者や介護者の負担を軽減します．また，治療食の場合には，スーパーやコンビニで売られている加工品で摂取で

きるものとできないものを具体的にアドバイスするとよいでしょう.

２ ICT 時代の在宅栄養管理の現状と対応

　近年では，情報通信化技術（ICT）を使った食材購入や宅食なども豊富にありますが，ICT を使いこなし，購入発注を行える高齢者は現状では少ないといえます．ICT の利用自体に拒否感を感じる高齢者も多いと考えられます．しかし，公的機関をはじめとする種々の手続き，病院への受診なども ICT 化が進んだ場合，看護師には，医療や介護・看護に関連するサービスを受けるための ICT 機器の操作の指導や調整を行う必要性も出てきます．一方で，在宅看護での ICT 化への流れも診療報酬加算などの動きから推進されています．ビデオ通話で療養者の食事摂取時の状況をタイムリーに観察し，摂食・嚥下状態や口腔内の状況などを看護ステーションに居ながら把握することができます．調理指導も，オンラインで指導を行うことができれば介護者も安心できます．

３ 長期栄養管理が必要な慢性疾患を持つ療養者の栄養管理

　潰瘍性大腸炎やクローン病などの炎症性腸疾患（inflammatory bowel disease：IBD）や慢性腎臓病（chronic kidney disease：CKD）などの慢性疾患を有する療養者は，長期的な栄養管理が必要です．食材の選定や購入，調理には管理栄養士などのアドバイスがあると望ましいですが，それができない場合，看護師も治療食に関する食材や調理方法に関する知識を提供することが必要となります．また，成分栄養剤や治療食販売店などの情報提供を行うことで，療養者が安心して栄養剤や食材を購入できるようになります．

　長期の栄養管理には，食事制限に対する苦痛を伴う場合が多く，病気とともに生きていく療養者の思いに寄り添いながら支援を継続することが大切です．また，治療食のレシピの共有や療養者同士で情報交換ができるアプリやサイトなどを活用して，栄養管理を前向きに捉えることができるよう支援します.

▌文　献
１）厚生労働省：栄養スクリーニング・アセスメント・モニタリング（通所・居宅）．<https://www.mhlw.go.jp/file/06-Seisakujouhou-12300000-Roukenkyoku/0000199128.pdf>（2021 年 5 月 31 日閲覧）
２）日本介護食品協議会．ユニバーサルデザインフード区分別表．<http://www.udf.jp/>（2021 年 5 月 31 日閲覧）

索 引

栄養看護 専門病態栄養看護師ガイドブック

2021 年 7 月 10 日　発行	編集者 日本病態栄養学会
	発行者 小立健太
	発行所 株式会社 南 江 堂
	〒113-8410 東京都文京区本郷三丁目 42 番 6 号
	☎(出版) 03-3811-7236 (営業) 03-3811-7239
	ホームページ https://www.nankodo.co.jp/
	印刷・製本 壮光舎印刷
	装丁 中嶋 かをり

The Textbook for Nutrition Support Nursing
ⒸJapan Society of Metabolism and Clinical Nutrition, 2021